中医药科普知识丛书

中医简效急救

湖南省中医药管理局　组织编写

主　编　吴兆黎
副主编　靖颖霞　王志兴　邓　洪　侯　琨
主　审　周阳红

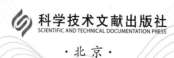

科学技术文献出版社
SCIENTIFIC AND TECHNICAL DOCUMENTATION PRESS

·北京·

图书在版编目（CIP）数据

中医简效急救 / 吴兆黎主编；湖南省中医药管理局组织编写. —北京：
科学技术文献出版社，2021.12

（中医药科普知识丛书）

ISBN 978-7-5189-8558-6

Ⅰ. ①中… Ⅱ. ①吴… ②湖… Ⅲ. ①中医急症学 Ⅳ. ① R472.2

中国版本图书馆 CIP 数据核字（2021）第 223735 号

中医简效急救

策划编辑：张宪安 薛士滨 责任编辑：吕海茹 张雪峰 责任校对：文 浩 责任出版：张志平

出 版 者	科学技术文献出版社
地 址	北京市复兴路15号 邮编 100038
编 务 部	（010）58882938，58882087（传真）
发 行 部	（010）58882868，58882870（传真）
邮 购 部	（010）58882873
官 方 网 址	www.stdp.com.cn
发 行 者	科学技术文献出版社发行 全国各地新华书店经销
印 刷 者	长沙鸿发印务实业有限公司
版 次	2021 年 12 月第 1 版 2021 年 12 月第 1 次印刷
开 本	850×1168 1/32
字 数	145千
印 张	8.125
书 号	ISBN 978-7-5189-8558-6
定 价	49.80元

《中医药科普知识丛书》编委会名单

编委会主任　郭子华　湖南省中医药管理局

编委会副主任　曾　清　湖南省中医药管理局

肖文明　湖南省中医药管理局

唐建明　湖南省人民医院

陈新宇　湖南中医药大学第一附属医院

杨声辉　湖南中医药大学第二附属医院

苏新平　湖南省中医药研究院附属医院

段云峰　湖南中医药高等专科学校附属
第一医院

编　　　委　龙　飞　湖南省中医药管理局

蔡宏坤　湖南省中医药管理局

刘　军　湖南省中医药管理局

黄　睿　湖南省中医药管理局

王颖异　湖南省中医药管理局

尹胜利　湖南省中医药管理局

罗慧婷　湖南省中医药管理局

中医药科普知识丛书

《中医简效急救》作者名单

主　编　吴兆黎

副主编　靖颖霞　王志兴　邓　洪　侯　琨

作　者（按姓氏笔画排序）

　　　　王志兴　邓　洪　石玄言　向　阳　李　敏

　　　　杨　庆　杨　婷　吴兆黎　张赛男　周阳红

　　　　周雅婧　胡聪龙　侯　琨　钱　茜　彭　劲

　　　　靖颖霞

主　审　周阳红

序　言

　　中医药是我国人民在长期的生产、生活实践中与疾病做斗争所积累起来的经验总结，既是防病治病的医学科学，更是我国宝贵的文化遗产。中医药学是中华文明的一个瑰宝，凝聚着中国人民和中华民族的博大智慧。沧桑几千年，从古至今，中医学形成了独特的生命观、自然观、健康观、疾病观、治疗观，包含着中华民族几千年的健康养生理念及其实践经验，不但护佑着中华民族繁衍生息，而且在当今时代焕发出越来越旺盛的生命力。

　　中医药根植于中国传统文化的沃土，通过历代医家们的不断观察总结，创新发展，形成了我国独特的卫生资源和原创的医学科学，既在疾病诊疗上疗效显著，又在养生保健方面经验丰富。如中医学四大经典著作之首的《黄帝内经》一书中提出的"法于阴阳，和于术数，食饮有节，起居有常"仍是我们今天强身健体、延年益寿的基本原则。中医倡导的"治未病"理论和方法，更是在疾病预防方面具有重大指导意义和实用价值，能在实施健康中国战略中发挥重要作用。

　　当今社会，健康问题已经成为世界各国关注的热点、重点。以习近平同志为核心的党中央高度重视维护人民健康，党的十九大将"实施健康中国战略"提升到国家整体战略层面统筹谋划。中国特色社会主义新时代社会主要矛盾已经转化为人民日益增长的美好生活需要和不平衡不充分的发展之间的矛盾，人民对美好生活的需要就包含对健康生活的需要，没有健康就没有美好生活，健康乃人民幸福之源和根基所在！然而目前我国慢性病高发、新发、再发，传染病时有流行，伤害发生率仍维持在较高水平。民众对健康知识普及率偏低，不健康的生活方式仍较常见。因此健康教育变得格外重要，健康科普势在必行。

中医药来源于民间、民众，深受群众的欢迎和喜爱，向大众传播中医药健康理念和知识，有助于引导群众树立正确的健康观，养成良好的生活方式，从而远离疾病、强身健体，提高生活品质和生命质量。有鉴于此，我局特组织湖南中医药大学第一附属医院、湖南中医药大学第二附属医院、湖南省中医研究院附属医院、湖南中医药高等专科学校附属第一医院、湖南省人民医院等知名中医专家精心编写了这套中医药科普知识丛书，全书作者以自己深厚的专业素养，深入浅出、通俗易懂地阐述了怎样爱眼护眼、养肝护肝、养肤护肤、养心护心、养肺护肺、养骨柔筋，怎样简效急救，如何预防癌症等。全书融科学性、权威性、实用性、通俗性和可读性于一体，看得懂、学得会、用得上，是家庭和个人增强健康意识，加强自我保健的良师益友。

健康出幸福，疾病生痛苦！养生保健、强身健体、科学防病，重在实践，贵在坚持。世上本无长生药，人间自有延年方！希望这套中医药科普知识丛书，能为广大人民群众的身心健康、幸福生活尽绵薄之力。

湖南省中医药管理局局长　　郭玉芬

于长沙

前　言

　　中医治疗急症有两千多年历史，中华民族在同疾病的长期斗争中，中医治疗急症积累了丰富的经验，出现了许多千古传诵的名医，如扁鹊、华佗、张仲景、孙思邈、李时珍等。秦汉时期《神农本草经》奠定了中医治疗急症的药物学理论基础，汉代医圣张仲景《伤寒杂病论》建立了中医治疗急症的临床"辨证论治体系"。中医急救遵循中医辨证论治的原则，采用催吐法、嗅鼻法、导尿法、针刺放血法、针法、灸法、火罐疗法、推拿法、刮痧疗法、中药内服外用等中医特色方法，治疗各种急症，方法简单，效果显著。在漫长的历史长河中，为人们的生命健康发挥了积极的作用。

　　随着社会的进步和生活条件的改善，人们的健康意识逐步增强，越来越注重疾病的预防和治疗。人们在生产生活中，经常发生一些突发急性病，因此在遇到"急病""急症"时，正确及时的处理显得尤为重要。老百姓对医学知识缺乏了解，易出差错，使得病情加重或导致严重后果。因此，为大家普及传授一些基本、简单、易学、实用的中医急救知识和技能，能有效地帮助老百姓就地取材，因时施救。

　　湖南省中医药管理局为满足广大人民群众的健康需求，全力推动中医药事业发展，传播中医急症相关知识，组织湖

中医简效急救

南省人民医院中医急症专家团队，发挥三甲医院专家优势，以专业理论知识和丰富临床经验为基础，整理提炼中医简效急救内容，让人们了解熟知中医急救科普知识，在遇到疾病时能正确对待，及时有效处理。

编者们均从事中医急诊工作多年，临床诊治经验丰富，在繁忙的临床工作之余，共同编写了这本《中医简效急救》的科普书籍。本书以问答的形式，从内科、外科、骨伤科、皮肤科、儿科、妇科、杂病七个方面进行阐述，分别介绍常见急症的发病机理、临床表现、防治方法、中医药良方良策等，内容全面。本书提供了一些临床上确有较好疗效的良药、良方、良策。针灸理疗对于如何取穴定位，配简易图文，便于理解，利于实际操作。

感谢湖南省中医药管理局对本书编写工作的指导与支持！

本书编写由于经验所限，书中难免有不足之处，欢迎各位专家、同行和广大读者提出宝贵意见。

湖南省人民医院党委书记　唐建明

目　录

第一章

中医心目中的急症与急救

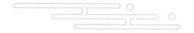

第一节 中医急症急救源远流长

中华民族在疾病的斗争中积累了丰富的经验，历史上出现了许多千古传诵的名医，如扁鹊、华佗、张仲景等。医者用中药内服、中药外用、针灸、砭石等方法治疗急症。扁鹊运用针刺法治疗虢国太子尸厥，"起死回生"，华佗运用麻沸散"刮骨疗伤"，张仲景运用麻杏石甘汤治疗高热不退。《神农本草经》记载了300多种中药及其药效，奠定了中医急诊药物学的理论基础。医圣张仲景的《伤寒杂病论》建立了中医急诊学的"辨证论治体系"。中医中药许多经验来源于生活之中，药食同源，人们总结长期的经验，结合朴素的唯物辩证思想，运用古老的哲学思想，整理、提升传统中医理论体系。

一、晋隋唐时期

隋朝巢元方《诸病源候论》记录有伤寒、温病、猝死、中暑、自缢、溺水、食物中毒、水毒、射工、金疮肠出、头破脑出等证候。晋朝葛洪《肘后备急方》记录有肠吻合术、蛇蝎虫咬、内、外、妇、儿、五官各科疾病，集众之病，无不必备。诺贝尔医学奖获得者屠呦呦表示青蒿素的发现是中国传统医学给人类的一份厚礼，在当时研究遇到瓶颈时，查古代文献《肘后备急方》记载治疗疟疾验方"青蒿一握，以水二升渍，绞取汁，尽服之"，给了科学家灵感和启示，青蒿素的提取不能忽视温度对药物成分的影响。可见这本书经历了上千年的历史，仍能造福子孙后代。唐代孙思邈《千金要方》《千金翼方》，书中列有备急方16首，如猝死抢救之外用"仓公散"，内服"还魂散"，针刺人中、灸百会穴位等方法，沿用至今。

二、宋金元时期

金元四大医学流派，刘完素的火热学说，认为疾病多因火热而起，在治疗上多运用寒凉药物；张从正的攻邪学说，认为治病应着重祛邪，邪去则正安，在治疗方面丰富和发展了汗、吐、下三法；李东垣的脾胃学说，认为人以胃气为本，在治疗上温补脾胃；朱震亨的养阴学说，认为阳常有余，阴常不足，善于滋阴降火的治则。金元时期形成了中医学百家争鸣的发展时代。

三、明清时期

明清时期为温病学派形成与发展的时期，其理论自《瘟疫论》《温热论》《临症指南医案》问世得以形成。叶天士著《温热论》，在温病学的基础上，起了承前启后的重要作用，为温病学理论体系的形成奠定了基础；薛雪《湿热病篇》，在我国医学史上，对湿热病专篇论述，薛雪是第一人，对温病学说做出重要贡献；吴鞠通著《温病条辨》，首先提出九种温病，创立三焦辨证，总结温病治疗原则、有效方剂及危险阶段药物使用，使温病学获得进一步发展；王孟英著《霍乱论》《温热经纬》，将温病分为新感和伏气两大类，并就其病源、证候及诊治等进行阐述，既是温病学论述的汇编又是温病诊治的参考书，流传颇广。

四、现代中医发展

在中风、胸痹、厥脱、高热等中医危重病症方面，中医工作者进行了深入、系统的理论及临床治疗手段的研究，研发了系列中成药注射用剂，如清热醒脑开窍的醒脑静注射液、清开灵注射液，治疗休克、心衰的参麦注射液、参附注射液。对骨折的认识和处理，也越来越显现出了中医的优势，如中医正骨技术、中医小夹板技术、手法复位，疗效好、费用较低，恢复较快。

中医药在防治重大传染性疾病如流行性感冒、流行性乙型脑炎、流行性脑脊髓膜炎、小儿肺炎、肝炎等发挥了重要作用。特别是在近年病毒性肺炎的诊治上凸显了中医中药特色，SARS急危重症的中医药治疗，及后期对肺功能恢复的改善，均有较好疗效。自新冠肺炎发生以来，中医中药依靠自身深厚的底蕴，在新冠肺炎的预防、治疗方面提出了切实可行的方案，对轻症新冠肺炎患者配合中药治疗恢复快、后遗症少，缩短危重症患者的抢救病程，发挥了不可或缺的作用。

第二节　中医急症有良方

中医历经数千年发展继承，在长期与自然灾害、各种疾病的斗争中，在保卫中华民族的身体健康、生存繁衍中，积累了丰富的经验，常以验方留存在各家医案中。在生活中经常碰见一些急危重症，如关节红肿热痛、结石绞痛、疔痈疖肿、呕吐、大汗淋漓、休克等，现推荐一些疗效确切的急症良方。

一、验方

（一）肾结石、胆结石

治疗结石有良方：排石合剂（方来源于湖南省人民医院全国名老中医胡毓恒）。

金钱草 30 克，车前子 15 克（布包），石韦 12 克，木通10 克，瞿麦 10 克，王不留行 10 克，甘草 6 克，山栀子 10克，海金沙 20 克，鸡内金 12 克，滑石 30 克（布包），冬葵子 12 克，萹蓄 12 克，玉米须 20 克，牛膝 12 克，车前草 30

克，灯芯草 10 克。

功效：利石排石、行气止痛。

用法：煎服，1 日 1 剂，分两次服。

（二）风湿热痹关节痛

治疗关节痛有良方：消炎散（方来源于湖南省人民医院全国名老中医胡毓恒）。

大黄 40 克，黄柏 20 克，牡丹皮 15 克，红花 15 克，乳香 15 克，香附 15 克，栀子 40 克，赤芍 30 克，白芷 20 克，当归 15 克，没药 15 克，姜黄 15 克，冰片 5 克。

功效：清热解毒，消肿止痛。

用法：外用，药物打粉混匀，适量麻油调成糊状，取适量局部外敷于疼痛部位，1 天 1 次，1 次外敷 12 小时。局部皮肤破损处勿用。

（三）痛风性关节炎、高尿酸血症

治疗痛风性关节炎、高尿酸血症有良方：痛风合剂（方来源于国医大师朱良春）。

土茯苓 60 克，威灵仙 30 克，虎杖 30 克，薏苡仁 30 克，萆薢 20 克，泽泻 20 克，泽兰 20 克，桃仁 20 克，山慈姑 10 克，苍术 10 克，甘草 10 克。

功效：除湿化痰解毒、行气通络止痛。

用法：煎服，1 日 1 剂，分 2 次服。肝功能轻度异常者土茯苓减量至 20 克，肝功能严重异常者勿用。

（四）过敏性皮炎、荨麻疹

治疗过敏性皮炎、荨麻疹有良方：脱敏消风方（方来源于国医大师王琦）。

乌梅 20 克，蝉蜕 10 克，制首乌 30 克，旱莲草 15 克，紫草 10 克，茜草 10 克，丹皮 10 克，地骨皮 30 克，冬瓜皮 30 克，白鲜皮 20 克。

功效：清热凉血、脱敏消风。

用法：煎服，1 日 1 剂，分 2 次服。也可以制成丸剂，1 次 5 克，1 日 2 次。

（五）顽固性湿疹、瘙痒剧烈

治疗顽固性湿疹、瘙痒剧烈：湿疹方（方来源于中国中医皮肤病湖湘流派欧阳衡）。

苦参 15 克，白鲜皮 15 克，桑白皮 15 克，茯苓皮 15 克，钩藤 10 克，皂角刺 15 克，刺蒺藜 15 克，佛手 10 克，薄荷 10 克，蝉蜕 10 克，乌梢蛇 15 克，全虫 10 克，僵蚕 10 克，地龙 10 克，夜交藤 15 克，百部 10 克，贯众 10 克 。

功效：清热化湿、祛风止痒、通络化瘀。

用法：煎服，1 日 1 剂，分两次服。可以煎熬第 3 次，药液外洗。

（六）急性心肌梗塞

治疗心肌梗塞有良方：愈梗通瘀汤（方来源于中国科学院院士陈可冀）。

生晒参 10～15 克，佩兰 10 克，生黄芪 15 克，紫丹参 15 克，全当归 10 克，延胡索 10 克，川芎 10 克，陈皮 10 克，半夏 10 克，广藿香 12 克，生大黄 6～10 克。

功效：急性心肌梗塞急性期及康复期应用此方可促进愈合。有益气活血、清瘀抗栓、利湿化浊的功效，起到保护心功能、康复和延长寿命的作用。

用法：水煎服，1 日 1 剂，分 2～3 次口服。也可制成丸剂供康复期应用，1 日 3 次，1 次口服 3 克。

二、中成药制剂

（一）冠心病、心绞痛

治疗冠心病、心绞痛有良方：复方丹参滴丸（中成药）。

药物组成：丹参、三七、冰片。

药物功效：丹参为君药，通行血脉，活血祛瘀，三七化瘀通络止痛为臣药，冰片芳香开窍，通阳定痛为佐药。

良方功效：上药合用，具有活血化瘀、理气止痛的功效。

用法：吞服或舌下含服，1 次 10 丸，1 日 3 次。急救时随时含服。

（二）痈疽疔疮、无名肿毒

治疗痈疽疔疮、无名肿毒有良方：片仔癀。

药物组成：牛黄、麝香、三七、蛇胆等。

药物功效：牛黄、蛇胆清热解毒，为君药，麝香活血通经，消肿止痛，为臣药，三七散瘀消肿止痛为佐药。

良方功效：上药合用，有清热解毒、凉血化瘀、消肿止痛功效。

片仔癀胶囊规格：0.3g/粒。

用法：每次0.6g（2粒），1至5岁儿童1次1粒，1日3次。

（三）高热神昏、中风昏迷

治疗高热神昏、中风昏迷有良方：安宫牛黄丸。

药物组成：牛黄、水牛角、麝香、黄连、黄芩、栀子、雄黄、冰片、郁金、朱砂、珍珠。

药物功效：牛黄清心凉肝，豁痰开窍，息风止痉，水牛角清营凉血，解毒定惊，麝香芳香开窍，通络醒神，共为君药，黄连、黄芩、栀子清热泻火解毒，雄黄解毒豁痰，共为臣药，冰片、郁金通窍醒神，化浊开郁，朱砂、珍珠镇心安神，定惊止搐，共为佐药。

良方功效：上药合用，具有清热解毒、镇静开窍功效。

用法：口服，1次2丸（每丸1.5克）或1丸（每丸3克），1日1次。

注意：本药多适用于高热神昏、中风昏迷患者。本品含有朱砂、雄黄，不宜过量、久服，肝肾功能不全者慎用。儿童、老人、哺乳期妇女具体用药请咨询医师，不可随意自行用药。用药期间忌生冷、油腻食物。

三、单药急救

（一）独参汤

功效：治疗气虚欲脱的独参汤，益气固脱。

适应证：对大量失血、心源性休克、阳气衰微、脉细欲绝者。

用法：内服，取人参 10 ~ 60 克，加水，文火煎成浓汁，1 次口服。

（二）吴茱萸

功效：止呕。

适应证：治疗各种剧烈呕吐。

用法：外用，吴茱萸 30 ~ 50 克打成粉末状，醋调成糊状，局部贴敷于双侧足底涌泉穴，一次贴敷 12 小时。

第三节　中医急救有良策

中医急救应用时需要遵循中医辨证论治的原则，不能脱离中医诊断和辨证理论体系的指导。其辨证要点应当遵循急症发生、发展的客观规律，认真收集四诊信息，运用辨证思维方法来整理归纳，综合分析，去伪存真，去粗取精，抓主兼次，从而迅速确诊并借以指导临床救治，才能收到满意的效果。介绍几种中医常用的急救方法，以使大家更好地了解我国传统医学在急救中应用。

一、催吐法

中医理论，"宿食在上脘者，当吐之"。在生活实践中，有多种催吐法：药物催吐、食物催吐、机械催吐。

瓜蒂散是中国医学史上第一个催吐方，由瓜蒂、赤小豆两味药物组成。古代医家曾用瓜蒂散急救食物中毒的患者，也有用之解河豚毒。瓜蒂散之所以能起催吐的作用，根据现代药理分析，因为瓜蒂中含有甜瓜蒂毒素，它能刺激胃黏膜引起呕吐，可将有毒的物质排出体外。古代也有用苦参进行催吐。

除了药物外，也有用盐水进行急救催吐者，古代医家认为这种方法胜过药物催吐。古方记载："极咸盐汤三升，一味，霍乱心腹暴痛，宿食不消，积冷烦满者，热饮一升，以指刺口。"古代医书中还有用鸡蛋白催吐，急救"砒中毒"。砒是有毒性的物质，现代称"砷"。古代有解"砒毒"的方法，砒霜服下未久者，取鸡子一二十个，打入碗内搅匀，入明矾末三钱，灌之，吐则再灌，吐尽便愈。据现代药理分析，砒很容易由胃壁吸收入血，但砒在胃内遇到蛋白质，就形成一种不溶于水的结合体，明矾有凝固蛋白作用，又是民间常用的催吐药。用鸡蛋白和明矾进行催吐，解除砒中毒，是符合科学原理的。

除了药物、食物催吐外，还有机械催吐。古代曾用洗干净的鸡毛，刺激咽喉进行催吐。在民间还流传用筷子压舌催吐，此都属于机械催吐法。

二、嗅鼻法

嗅鼻法是中医学中特有的急救方法之一，把芳香开窍的药物研成粉末，吹进患者的鼻孔，利用药物刺激鼻腔内的黏膜，促使晕厥的患者苏醒。这是老百姓长期积累下来的简便有效的急救方法。

汉代人将石菖蒲的根茎研成粉末嗅鼻，解救了许多昏厥患者，到了宋元时代，给它定了一个名字——"内鼻散"。除了石菖蒲，人们还可以用生半夏、皂荚、细辛等药物作为嗅鼻剂。可以用生半夏研成细末，放入患者的鼻腔里，生半夏刺激鼻腔黏膜，患者喷嚏而醒，神志逐渐恢复。金元时期医学家朱丹溪用皂角、细辛等研粉制成"通关散"，现代人在其基础上增加一些芳香开窍的药物，可治疗夏季中暑、昏厥不醒等病症，有苏醒神志的功效。

三、导尿法

唐代医学家孙思邈的《千金要方》有："小便不通……以葱叶除尖头，内阴茎孔中深三寸，微用口吹之，饱胀，津液大通，便愈"，为我国第一个使用导尿法，并有记载的医家。明代李时珍《本草纲目》记述：有个妇女，患了小便不通的毛病，当地一个医师，用猪膀胱一个，吹胀后安上翎管，插入患者尿道，并用手指搓转猪膀胱，不久，果然尿液大流，李时珍称它为"机关妙术"。

四、针法、针刺放血法

针法是根据人体内气血运行的经络，进行穴位刺激，从而达到急救目的。常用毫针、三棱针、圆针等刺破出血或以重刺激对昏迷晕厥患者急救，常用穴位有人中、百会、合谷、少商等。用针刺放血急救危重患者，古称为"刺络"。《黄帝内经》有："菀陈则除之者，出恶血也。"用锋利的三棱针刺入络脉使流出瘀阻之血，达到急救的目的。

唐代有位地方长官，一天突感喉中闭阻，进食困难，请来唐代医家甄权来诊治，甄权不用汤药，用针在患者的大拇指桡侧、指甲旁的少商穴刺破出血，患者的咽喉阻塞症状渐渐消失了。直到今天，人们常用针刺少商穴放血法来治疗急性扁桃体炎，颇有疗效。

　　针刺十宣穴，十宣穴位于手十指尖端，距指甲游离缘0.1寸，左右共 10 个穴位。穴下有皮肤和皮下组织，分别分布有正中神经和尺神经。针刺十宣穴具有清热开窍醒神的作用，可用于急救、热病、癫症、小儿惊风、失眠、晕厥、昏迷、休克、中暑、癔症、惊厥等。采用针刺十宣穴治疗小儿惊厥，操作简便，疗效快捷，无不良反应，是中医学治疗惊厥的神奇疗法，值得推广应用。

五、灸法

　　灸法是以艾条在一定穴位上燃烧产生热刺激，以其温热透过皮肤，刺激血管达到神经兴奋的作用，常用穴位因病而异。灸时应全神贯注，防止灼烧皮肤。

六、拔火罐疗法

　　拔火罐时借助热力排出罐中空气，利用负压使其吸附于皮肤，给予温热的刺激，使人体气血流畅而起到止痛消肿的作用，从而达到扶正祛邪、治愈疾病的目的。此疗法可以逐寒祛湿、疏通经络、行气活血、消肿止痛，具有调节人体的阴阳平衡、解除疲劳、增强体质的功能。

七、推拿法

推拿法是在体表、肌肉、关节施以推、按、揉、捻等手法，从而促进血液循环、加强新陈代谢，并刺激神经，使之兴奋而起到治疗作用的方法。

八、刮痧疗法

刮痧疗法有宣通气血，发汗解表，舒筋活络，调理脾胃等功能。可借助神经末梢的传导得以加强人体的防御机能，可作用于循环系统，使血液回流加快，循环增强。常用于中暑、感冒、小腿痉挛疼痛等。

第二章

内科疾病的简效急救

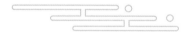

第一节　冠心病

一、冠心病常见的临床表现有哪些?

冠心病是中国最常见的危及老年人健康的疾病,随着人们生活条件的改善、饮食结构的改变和工作压力的增大,冠心病的发病年龄有年轻化趋势。冠心病常见的临床表现有胸闷、胸痛、心悸、活动后呼吸困难等,部位主要在左胸前区,早期多在活动后出现,休息能缓解,随病情进展症状发作频繁或休息时亦会出现。有些患者早期表现不明显,一发病就表现为剧烈胸痛,如救治不及时会危及生命。有些患者可能没有典型的胸痛等临床症状,而表现为左侧肩痛、左上肢无力,甚至牙痛等,一旦心电图检查有明显的缺血改变,就要考虑有冠心病,需进一步到医院检查明确。

二、哪些人容易患冠心病?

人们通常说的"三高"患者:高血压病、高脂血症、糖尿病,此外肥胖、吸烟、高龄、家中其他亲属有患冠心病的,这些都是患冠心病的高危因素。如今,随着生活条件的改善,越来越多的年轻人被诊断为冠心病,所以我们一定要养成良好的生活和饮食习惯。

三、胸痛都是冠心病吗？

胸痛不一定都是冠心病，还有很多其他的疾病也可以导致胸痛。如主动脉夹层、肺栓塞、张力性气胸也可以表现为胸痛，而且可危及生命。此外胸部肌肉、神经、肋骨、皮肤等问题都可以引起胸痛，如肋间神经痛、肋软骨炎、带状疱疹等；胸膜、肺部的感染也可引起胸痛；食道、胃的疾病也可引起胸痛，老百姓难以鉴别。所以胸痛发生时，一定要到医院就诊，很多医院都开设了"胸痛中心"，专门接诊胸痛患者，目的就是避免漏诊，危及生命。

四、胸前区剧烈疼痛怎么办？

若已经在医院诊断有冠心病的患者，建议家中常备硝酸甘油片、速效救心丸、阿司匹林等急救药物。如出现左胸前区剧烈疼痛、大汗、胸闷，立即卧床休息，舌下含服速效救心丸 15 粒或硝酸甘油 1 片，有条件的患者可以吸氧，10 分钟后如症状仍不缓解或进行性加重，则需呼叫 120 帮助立即送医院治疗。等待过程中尽量保持心境平和，避免焦躁及下床活动。避免剧烈活动加重心肌耗氧。

五、感觉心悸是怎么回事？

正常情况下，心脏规律收缩，每分钟 60 ~ 100 次。心脏跳动太快、太慢、太强、太弱或心跳节律不规则，都会感觉心悸。一旦出现心悸的感觉，应到最近的医院做心电图检查，明确心悸的原因和性质。很多时候，心悸是一过性、阵发性的，做心电图检查的时候可能没有症状了，这时需要做动态心电图，即持续监测 24 小时的心电图变化。待明确心悸的原因后，在医师的指导下进行治疗。

六、冠心病出现呼吸困难不能平卧怎么办？

冠心病发展到一定程度，会出现左心衰的症状，主要表现为呼吸困难。最开始是劳力性呼吸困难，意思是体力劳动或运动后出现呼吸困难，症状逐渐加重可出现夜间呼吸困难，半夜憋醒，需要坐起来，不能平卧。这是因为平卧后回心血量增加，心脏后负荷增加。一般出现这种情况，提示心衰严重，需要抗心衰治疗，建议去医院就诊。一旦发生这种情况，可以采取半卧位，双下肢下垂减少回心血量，避免活动减少心肌耗氧。利尿剂（氢氯噻嗪、螺内酯等）可以减轻心脏后负荷，硝酸酯类药物可以改善心肌缺血，血管紧张素转化酶抑制剂可以逆转心肌重构，这些药物对心衰均有帮助，但必须在医师的指导下服用。

七、冠心病出现双下肢浮肿怎么办？

冠心病除了有左心衰的表现，还可能出现右心衰的表现，主要是双下肢浮肿。冠心病引起的双下肢浮肿多晨轻暮重，也就是说，早上起来时水肿较轻，到了下午或晚上水肿加重，用手指按压水肿部位可出现凹陷。如果初次出现双下肢浮肿应到医院检查治疗，如明确是冠心病引起的双下肢浮肿可以间断服用小剂量的利尿药，服药后如水肿未减轻也应及时就医。服用利尿剂可能引起电解质紊乱，最常见的是低钾血症，血钾降低可导致肢体无力、心律失常等，因此如服用利尿剂，应定期到医院检查血电解质。发生双下肢浮肿时应注意避免穿太紧的鞋袜，晚上睡觉时可给下肢垫个枕头，适当地抬高双下肢，促进水肿的消退。还有一些疾病，比如肾功能不全、下肢动脉粥样硬化、甲状腺疾病、服用硝苯地平类的降压药时，也可能出现双下肢水肿，需注意鉴别。民间验方：玉米须 30 ~ 60 克水煎浓缩药汁饮服，有较好的利尿消肿作用。

八、急性心肌梗死现场救治要注意哪些问题？

急性心肌梗死时，患者往往心前区剧烈疼痛，可伴颈部锁喉感、左手小指麻木、腹胀痛、后背胀痛。患者及家属及时拨打 120 急救电话。此时不要用力搬动患者，不要四处走动，宜静止卧床休息，减少活动量，降低心肌耗氧量。家里有氧气设备时，可予以上氧，保持房间空气流通。房间保暖，温度过低易造成血管收缩血流量减少，加重心肌缺血。平时备有冠心病急救药物，及时舌下含服，5 分钟后无效可再含一次，注意药物的有效期，硝酸甘油类易挥发失效。排解大便时，不要用大力。便秘时，宜配合通便润肠药物。

九、如何预防心肌梗死？

按时服药，包括扩冠、护心、降脂、抗凝药物，平时口服 1 种合适的中成药通心活络。控制好基础疾病：高血压患者稳定血压在正常范围；糖尿病患者，规范降糖，控制空腹血糖及餐后血糖在正常水平；控制体重，不要过于肥胖，平时饮食较清淡，低盐低脂饮食，控制饮食总量。适当活动，有冠心病的患者，最好的康复手段就是适量活动。

十、冠心病心绞痛发作时常用中成药有哪些？

寒瘀互结证可口服复方丹参滴丸、麝香保心丸等；瘀热互结证可口服复方丹参滴丸、麝香保心丸等；心阳虚证可口服麝香保心丸；寒凝血瘀证可口服冠心苏合丸；阳气虚衰证可口服速效救心丸。

十一、治疗冠心病心绞痛有何偏方验方？

姜桂酒能缓解心绞痛症状。《肘后备急方》记载治疗卒心痛，用肉桂末、姜末二药适量，用温酒调服少量，必要时顿服。可以起到救急强心、改善血液循环的效果。

验方柠檬大蒜生姜苹果醋配方，原料是半个柠檬、两块生姜、三头蒜、一小瓶苹果醋。将蒜、姜打成汁装入砂锅，再加入榨出的柠檬汁及苹果醋，把两种混合汁煮沸后，加入适量蜜糖即可。有人反映此验方对降血压、降血脂、降尿酸有好处。此验方与经方枳实薤白桂枝汤有类似之处。

十二、冠心病针灸理疗治疗穴位常有哪些？如何具体操作？

冠心病发作期主要表现在胸闷、心悸，常用治疗穴位包括膻中、内关、郄门、大陵、劳宫、中冲、心俞、厥阴俞等。主要选取手少阴心经、手厥阴心包经、足太阳膀胱经、任脉穴位进行刺激治疗。

具体操作以中重强度刺激为主，比如针刺穴位（内关、郄门、大陵、劳宫）、穴位点刺放血（中冲）、拔罐（膻中、心俞、厥阴俞）等，能快速激活心胸部位气血运行，打通瘀堵经络，从而达到迅速宽胸理气、活血通络的功效，减轻症状，延缓病理变化。

十三、冠心病防治针灸理疗要穴如何定位？

内关：手厥阴心包经穴，位于前臂正中，腕横纹上2寸，在桡侧腕屈肌腱同掌长肌腱之间。取穴时将右手三个手指头并拢，把三个手指头中的无名指，放在左手腕横纹上，这时右手食指和左手手腕交叉线的中点，就是内关穴（图2-1）。

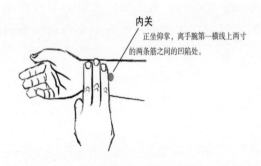

内关
正坐仰掌，离手腕第一横线上两寸的两条筋之间的凹陷处。

图2-1　内关穴

膻中（图2-2）：任脉穴位，位于胸部正中线上两乳头连线的交点处。

阴郄（图2-3）：手少阴心经穴位，在前臂掌侧，当尺侧腕屈肌腱的桡侧缘，腕横纹上0.5寸。

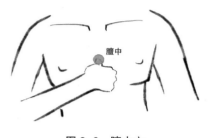

图 2-2　膻中穴

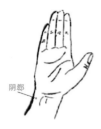

图 2-3　阴郄穴

第二节　高血压

一、什么是高血压急症？

高血压急症，指高血压患者，由于一些诱发因素，如情绪激动、停服药物等，血压突然明显升高，多超过180/120 mmHg。伴随血压增高，可出现头痛、头昏、肢体活动障碍、胸闷、心悸、心衰等症状，严重时可出现昏迷、抽搐甚至死亡。如妊娠期或一些肾炎的患者，即使血压不是很高也会出现高血压急症。

二、什么是高血压危象？

高血压危象包括高血压急症和高血压亚急症。有些患者，血压升得很高，但没有明显的临床不适，称为高血压亚急症。故高血压急症和亚急症的本质区别是有没有出现合并心、肺、脑、肾等重要器官的功能损害，如有靶器官的急性损害称为高血压急症，如没有则为亚急症，两者统称为高血压危象。需引起重视的是高血压亚急症可以转变为高血压急症。

三、发生高血压危象该怎么办？

高血压急症是危及生命的，一旦发生高血压急症，应立即卧床休息，保持安静、心境平和，并呼叫 120 送医院救治。高血压急症一般需静脉使用降压药物治疗，需要在数小时内降低血压以防止靶器官的进一步损害。高血压亚急症则需要在 24 ~ 48 小时内使血压逐渐下降，可选择口服降压药治疗，常用的降压药物有钙拮抗剂（硝苯地平控释片、氨氯地平等）、ACE 抑制剂（培哚普利、贝拉普利）、ARB（厄贝沙坦、缬沙坦）、α 受体阻断药、β 受体阻断药、利尿剂等，具体药物的选择需咨询医师。在治疗的同时，需去除引起高血压危象的诱因。目前主张平稳降压，有些降压药如尼群地平舌下含服起效快，血压急剧下降，可能导致脑灌注不足诱发脑梗死，故不建议用于高血压危象。

高血压的患者建议心胸开阔、生活规律、遵医嘱服药、定期监测血压。饮食建议低盐低脂、不吸烟、不酗酒、控制体重。

四、降压药常见的副作用有哪些？

降压药最常见的副作用就是体位性低血压，一般减少药物用量症状多可缓解。不同类型的降压药还有不同的不良反应。如钙拮抗剂最常见的不良反应是双下肢的水肿，ACE 抑制剂最常见的不良反应是刺激性干咳，β 受体阻断药最常见的不良反应是心率减慢，利尿剂最常见的不良反应是电解质紊乱如低钾血症。但药物副作用并非所有服药者均会发生，与个体差异有关。在服药过程中如有不良反应发生应到医院咨询医师，由医师判断是药物引起还是本身疾病所致，如药物不良反应无法耐受，需根据患者情况更换其他降压药物，患者不能自行随意停药。

五、血压正常了还需要服药吗？

答案是不能停药。降压药的作用是降低血压，让高血压患者的血压维持在正常范围。根据药效维持的时间长短，可以分为短效，一天需服用三次；中效，一天需服用两次；长效，一天服用一次。服用降压药的目的除了降低血压，还要尽量维持血压的平稳，保护心、脑、肾等器官。短效降压药如尼群地平降压起效快，但维持时间短，易引起血压波动，故现在已不作为常规降压药物服用。目前，多选用长效降压药，患者一天只用服药一次，依从性好，降压作用平稳，但降压作用也只维持 24 小时左右，所以需要每天服用。根据调查，人体的血压一天当中有两个高峰，第一个高峰是上午 6 点到 9 点，第二个高峰是下午 5 点到 8 点，因此应在早上起床后就服用降压药控制清晨的第一个血压高峰，也可以到医院做一个 24 小时动态血压监测观察自己的血压高峰分布曲线，根据不同个体调整降压药的服药时间。

六、高血压紧急处理有何简效小窍门？

据《中医单药奇效真传》介绍：吴茱萸研末（也可用吴茱萸超微颗粒或打粉），每次 20 ~ 30 克，醋调后敷双足心涌泉穴位，睡前外敷，第二天早晨取下，数次后可明显降低血压、改善头晕等症。吴茱萸外敷适用于四肢冷、体质偏凉的患者，若身体怕热、四肢热的高血压患者，可予以钩藤粉 60 ~ 90 克研末或打粉，装入布袋后，外敷肚脐眼（神阙穴），白天佩戴，晚上取下，也有较好的降压效果。局部穴位外用药物刺激经络，体现了中医"引火下行"的治法。

七、高血压急症针灸理疗有什么妙招？

取穴：百会、印堂、曲池、合谷、太冲、三阴交。
定位与操作
百会（图 2-4）：两耳尖连线与头部正中线的交点处。有醒脑开窍、安神定志之功用，用于高血压、脑血管病、老年性痴呆等疾病。

操作：①按揉法：用手指指腹按揉此穴。②叩击法：用空心掌轻叩击此穴，以身体能耐受为度。③按压法：将拇指置于穴位之上，用力按压几秒钟，配合吐气深呼吸，反复数次。④艾灸法：头晕目眩时，可艾灸此穴。

印堂（图 2-5）：额头部，两眉头连线的中点。用于治疗高血压、失眠、头痛、鼻炎等疾病。

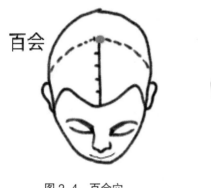
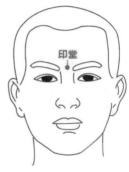

图 2-4　百会穴　　　　　图 2-5　印堂穴

操作：①按揉法：用手指指腹按揉此穴。②提捏法：用拇指、食指捏起两眉间的皮肤轻轻向上提拉，以自我感觉有酸胀感为度。

曲池（图 2-6）：弯曲手肘 90°，肘横纹头处，按压有酸胀感。

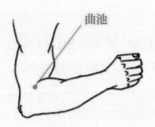

图2-6 曲池穴

操作：①按揉法：用手指指腹按揉或压揉此穴。②拍击法：用手掌侧拍击此穴，反复数次，以身体能耐受为度，可调节血压。③放血法：用三棱针点刺放血（专业人士操作或指导操作）。④艾灸法：艾炷灸或艾条灸。注：孕妇不可用此穴，有流产风险。

合谷（图2-7）：手背，第1、2掌骨间，第2掌骨桡侧中点处。快速取穴：一手拇指指间横纹置于另一手虎口横纹处，拇指尖向下按压有明显酸胀感，即为本穴。合谷能调节经气，安和脏腑，用于治疗高血压、牙痛、感冒、咽喉肿痛、手指麻木等疾病。

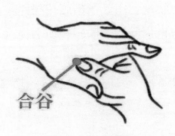

图2-7 合谷穴

操作：用手指指腹按揉此穴，以指间下有明显酸胀感为度。注：孕妇不可用此穴，有流产风险。

太冲（图2-8）：足背处，以手指沿足拇趾、次趾之间缝往上移动，压至感觉到动脉搏动，微微酸胀感。太冲又称"消气"穴，生气后按压此穴有消气作用，睡前按压此穴，可宁心静气，安然入睡。

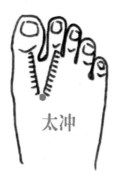

图2-8　太冲穴

第三节　咯血

一、咳嗽咳出血了要如何处理？

首先要知道自己是不是咯血，真正的咯血，血是鲜红色的，常常会混有痰液；而呕血一般都是暗红色或是棕红色的，可有血块，会夹杂有食物，或是胃内容物，还会有黑便。咯血可以是多种疾病的一个重要表现，咳血的临床过程是难以预料的，不论咯血量的多与少，都要引起高度的重视。如果出现了咯血，不要慌张，首先要做的就是一定要保证呼吸道的通畅，避免因为误吸引起窒息而危及生命，应立即就医。

二、咯血最严重的情况是什么？该怎么救治？

咯血最主要的危险因素是窒息，24 小时咯血量 200 毫升以上就有窒息的危险；24 小时咯血量 600 毫升以上或一次性咯血 500 毫升以上称为大咯血。若大咯血持续出现，那么令人窒息的危险性就很大，也是大咯血最严重的并发症，可导致患者迅速死亡。如果患者出现了胸闷、憋气、出冷汗、喉头咕噜作响、大口咯血或血从口中涌出，随即出现烦躁、颜面及肢体发绀、呼吸窘迫和昏迷，这时候应考虑患者出现了窒息的情况，应该立即采取抢救措施并立即拨打 120 救援，同时可用以下操作帮助患者清除气道的积血。操作者右手握拳，按于仰卧患者的上腹剑突下，向下向上快速冲击性按压多次；或操作者从患者后面拦腰抱起患者，右手握拳，拇指侧正对患者上腹剑突下，左手紧握右拳之上，双臂快速冲击用力。待救护车到达后，交于专业医务人员即刻送医院抢救。

三、中医对肺痈咯血有何良方良药？

肺痈在溃脓期咯吐大量脓血痰，腥臭异常，有时胸中烦满而痛，气喘不能卧，身热面红，烦渴喜饮。可予以加味桔梗汤排脓解毒止血，药用桔梗、薏苡仁、贝母、橘红散结排脓，金银花、生甘草清热解毒，白及凉血止血，鱼腥草、野荞麦根、败酱草、黄芩清热解毒排脓，丹皮、栀子、藕节、白茅根、三七粉凉血止血。三七粉用量为 4～6 克，有化瘀止血不留瘀的效果。

四、咯血针灸理疗有何妙招？

取穴：列缺、尺泽、肺俞、鱼际、孔最。
定位与操作
列缺（图 2-9）：左右两手虎口交叉，一手食指压在另一手的桡骨茎突上（侧腕上部），食指尖到达之处。

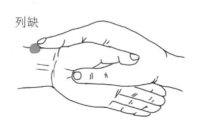

图 2-9　列缺穴

操作：①按揉法：手指指腹按揉或压揉此穴。②艾灸法：艾炷或艾条灸，以皮肤有潮热感为度。③刮痧疗法：出痧为度，可治疗咽痛、颈部疾病。

尺泽（图 2-10）：微屈肘，肘横纹上，肱二头肌腱桡侧缘凹陷中。快速取穴：手掌向上，肘部稍弯曲，沿肘横纹从外（桡）侧向内（尺）侧触摸，在肘弯正中可摸到一条粗大的筋腱（肱二头肌），这条大筋外侧的肘弯横纹凹陷处，压之有酸胀感。呼吸系统疾患皆可以按压尺泽穴来缓解。

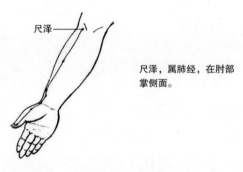

尺泽，属肺经，在肘部掌侧面。

图 2-10 尺泽穴

操作：①按揉法：手指指腹按揉或压揉此穴，以有酸胀感为度。②弹拨法：用大拇指弹拨尺泽穴 100～200 次，能防治气管炎、咳嗽、过敏。③灸法：艾灸 10～15 分钟，以皮肤有潮热感为度。注意艾灸时间不宜过久，否则产生瘢痕，影响肘关节运动。

肺俞（图 2-11）：第 3 胸椎棘突下，旁开 1.5 寸，左右各一穴。快速取穴：坐位，大椎穴（颈部椎骨的最高点即第7颈椎）向下数3个椎骨（第3胸椎），再找到肩胛骨内侧缘，两点之间的中点处，按压有酸胀感。常用于治疗各类呼吸系统疾病。

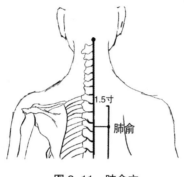

图 2-11　肺俞穴

操作：①按揉法：手指指腹按揉或压揉本穴，以产生酸胀感为度。②摩擦法：用手掌鱼际来回摩擦本穴，以皮肤微红，产生热感为度。③艾灸法：艾条悬灸 10 ~ 20 分钟，以局部产生温热感而无灼热感为度，注意把握艾灸时间。

鱼际（图 2-12）：第 1 掌指关节后，第 1 掌骨中点，掌后白肉（大鱼际肌）隆起的边缘，赤白肉际处。快速取穴：打开手掌，在手掌心近大拇指处，肌肉隆起，为大鱼际，大拇指根部与手腕连线中点，即鱼际穴。

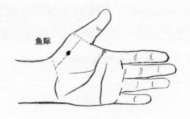

图 2-12　鱼际穴

操作：①按揉法：手指指腹按揉或压揉本穴，以产生酸胀感为度。②快速摩擦法：手指指腹在本穴上快速摩擦，以产生温热感为度。③放血法：三棱针点刺放血或挑刺（专业人士操作）。④刮痧法：刮痧板刮本穴，以皮肤潮红为度。

特效按摩：每天早晚各按揉鱼际穴 200 次。按摩时用拇指指腹在鱼际穴处用力向下按压，并配合左右按揉，以有酸胀感为宜，可治痰热咳嗽。

孔最（图 2-13）：前臂掌面桡侧，当尺泽与太渊连线上，腕横纹上 7 寸。

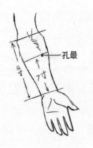

图 2-13　孔最穴

操作：①按揉法：手指指腹按揉或压揉本穴，以产生酸胀感为度。经常按压孔最穴可调理肺气，清热凉血，改善肺部疾病。②刮痧法：刮痧板刮本穴，以皮肤潮红为度。③艾灸法：艾条悬灸 10 ～ 20 分钟，以局部产生温热感而无灼热感为度，注意把握艾灸时间。

第四节　呕吐

一、什么是呕吐？

呕吐是通过各种原因的刺激引起胃的剧烈收缩，迫使胃内容物呕出体外的现象。

二、什么疾病容易引起呕吐？

呕吐是一种临床表现，很多疾病都会引起呕吐。消化系统疾病、肝胆系统疾病、泌尿系统疾病、神经系统（脑膜炎、脑出血等）、尿毒症、中毒、药物副作用等都可以引起呕吐。

三、不同的呕吐特点可能会提示哪些疾病？

从时间来说，晨起呕吐，可见于早孕、尿毒症、饮酒过量、酒精中毒等；晚上或夜间呕吐可见于幽门梗阻；餐后呕吐，尤其是共同进食多人发病者，多提示食物中毒。从呕吐物性质来说，带发酵、酸臭气味提示胃潴留；带粪臭味提示低位小肠梗阻；咖啡色呕吐物提示消化道出血；直接呕血，多提示胃溃疡大出血或肝硬化食道胃底静脉曲张破裂出血，往往病情危重，有生命危险。从伴随症状来说，呕吐伴腹痛腹泻者，多见于急性胃肠炎或食物中毒等；呕吐伴右上腹痛及发热、寒战、黄疸者，多提示胆道疾病，如胆囊炎、胆结石、胆管炎等；呕吐伴头痛及喷射性呕吐者，可见于青光眼、脑出血患者。

四、呕吐如何治疗？

由上所述，引起呕吐的疾病非常多，呕吐仅仅是某种疾病的症状之一。因此，在明确病因之前不应盲目地强行止吐，以免耽误病情。只有在明确导致呕吐的病因之后，在积极治疗病因的基础上，才能行必要的对症治疗，经过病因治疗，呕吐症状往往会好转。

五、呕吐针灸理疗有什么妙招？

取穴：中脘、胃俞、内关、足三里。

定位与操作

中脘（图 2-14）：腹部正中线，脐上 4 寸。快速取穴：胸骨下端与肚脐连线中点处。

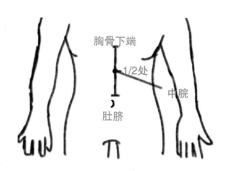

图 2-14　中脘穴

操作：①按揉法：手指指腹按揉或压揉本穴，以产生酸胀感为度。②艾灸法：艾条悬灸 10 ~ 20 分钟，以局部产生温热感而无灼热感为度，注意把握艾灸时间。

胃俞（图 2-15）：背部，第 12 胸椎棘突下，旁开 1.5 寸。快速取穴：两髂嵴连线与脊柱交点为第 4 腰椎，向上数 4 个椎体为第 12 胸椎，沿肩胛内侧缘引一垂线，两点之间的中点为本穴，为和脾健胃要穴。

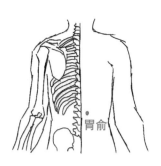

图 2-15　胃俞穴

操作：①按揉法：手指指腹按揉或压揉本穴，以产生酸胀感为度。②艾灸法：艾条悬灸 10 ~ 20 分钟，以局部产生温热感而无灼热感为度，注意把握艾灸时间。

内关：腕横纹上两寸，掌长肌腱与桡侧腕屈肌腱之间。快速取穴：握拳，使腕部出现两条筋，三指并拢，无名指置于腕横纹上，食指下两筋中即为内关（图 2-1）。

操作：手指指腹按揉或压揉本穴 100 ~ 200 次，以产生酸胀感为度，可缓解呕吐、晕车、心痛等。本穴为保健、强壮要穴。

足三里（图 2-16）：小腿外侧，犊鼻（外膝眼）下 3 寸。

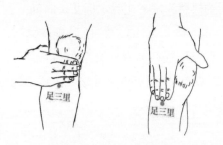

图 2-16　足三里穴

操作：①按揉法：手指指腹按揉或压揉本穴，以产生酸胀感为度。②艾灸法：艾条悬灸 10 ~ 20 分钟，以局部产生温热感而无灼热感为度，注意把握艾灸时间。

第五节　消化性溃疡

一、什么是消化性溃疡？

消化性溃疡，是指消化道黏膜发生慢性溃疡或溃烂，因为主要发生在胃或十二指肠，故又叫胃溃疡或十二指肠溃疡。大家通常可以看到口腔溃疡并感到疼痛，可以想象下胃和十二指肠溃疡的模样。

二、哪些人容易患消化性溃疡？

经研究发现，幽门螺旋杆菌感染、长期服用非甾体抗炎药（阿司匹林、止疼片、布洛芬、洛索洛芬等）、胃酸分泌过多的人容易患消化性溃疡。此外，吸烟、长期精神紧张、过度劳累等亦与消化性溃疡的发生有一定相关性。

三、消化性溃疡有哪些症状表现？

消化性溃疡的主要表现为：上腹痛。部分患者可以没有腹痛，而以呕血、便血为首发症状。可伴有恶心、呕吐等表现。可有"空腹痛，进食缓解"的特点。

四、消化性溃疡如何治疗？

首选是消除病因，生活有规律，避免过度劳累和精神紧张，戒烟酒，慎用非甾体抗炎止疼药。治疗主要以抑制胃酸分泌和胃黏膜保护剂，以及根除幽门螺旋杆菌的药物为主，具体用药，请遵循消化内科医师指示。

五、消化性溃疡治疗方面有什么特别要注意的地方？

消化性溃疡，服药治疗时间较长，合并幽门螺旋杆菌感染者，疗程可达2个月，容易复发，所以一定要遵循医嘱、定期复查。

六、消化道溃疡合并出血有哪些症状表现？如何处理？

消化道溃疡合并出血，可有腹胀腹痛，可见黑色柏油状大便，可伴恶心、呕吐咖啡样液体。出血量较多时，如出现血压偏低，可有头晕乏力，疲倦感，想睡觉，可伴出汗。在家里出现上述症状，及时前往医院就诊或拨打120急救电话。若备有抑酸药物如泮托拉唑胶囊、雷尼替丁胶囊、奥美拉唑片可口服，胃黏膜保护剂如铝碳酸镁片、硫糖铝液可口服。宜饮凉白开。

七、消化道溃疡合并穿孔有哪些症状表现？如何处理？

消化道溃疡合并穿孔，往往病情比较急，比较重。患者有腹胀、腹痛，腹痛突发加重，程度剧烈，难以忍受，腹部较硬，按之反跳痛明显，甚至呈板状腹。可伴恶心呕吐，胸闷，头晕，疲倦。在家里出现上述症状，及时前往医院就诊或拨打120急救电话。

八、消化性溃疡中药外熨治疗有什么小妙招？

消化性溃疡，中医诊断为急性胃脘痛。中药外熨方法：用酒炒热莱菔子、姜、葱末，包熨中脘部位；或食盐、吴茱萸、麦麸等炒热，装入布袋中，热熨痛处。

九、消化性溃疡针灸理疗有什么妙招？

取穴：中脘、足三里、内关、公孙。
定位与操作
中脘：腹部正中线，脐上4寸。快速取穴：胸骨下端与肚脐连线中点处（图2-14）。

操作：①按揉法：手指指腹按揉或压揉本穴，以产生酸胀感为度。②艾灸法：艾条悬灸 10 ～ 20 分钟，以局部产生温热感而无灼热感为度，注意把握艾灸时间。

内关：腕横纹上两寸，掌长肌腱与桡侧腕屈肌腱之间。快速取穴：握拳，使腕部出现两条筋，三指并拢，无名指置于腕横纹上，食指下两筋中即为内关（图 2-1）。

操作：手指指腹按揉或压揉本穴 100 ～ 200 次，以产生酸胀感为度，可缓解呕吐、晕车、心痛等。

足三里：小腿外侧，犊鼻（外膝眼）下 3 寸。本穴为保健、强壮要穴（图 2-16）。

操作：①按揉法：手指指腹按揉或压揉本穴，以产生酸胀感为度。②艾灸法：艾条悬灸 10 ～ 20 分钟，以局部产生温热感而无灼热感为度，注意把握艾灸时间。

公孙（图 2-17）：足内侧缘，第 1 跖骨基底部前下方。

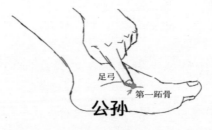

足弓
第一跖骨
公孙

图 2-17 公孙穴

操作：手指指腹轻按揉或压揉本穴。

第六节　急性脑卒中

一、哪些情况要考虑急性脑卒中？

突然发生的言语障碍，包括不能说话、言语含糊不清、听不懂别人的话或者说的话别人听不懂；突然发生一侧肢体无力感、活动受限制或感觉异常；突然发生一侧面部肌肉瘫痪，表现为两边脸不对称；突然出现剧烈头痛、恶心、喷射性呕吐；突然出现肢体抽搐、意识丧失。如果发生以上情况就要考虑是否中风（脑卒中）了，特别是有高血压、糖尿病、高脂血症等基础疾病的患者。因此，控制好血压、血糖、血脂、体重，可以预防中风的发生。

二、突发中风要如何处理？

中风一般分两种情况：一种情况是血管堵了；另一种情况是血管破了。不管哪种情况，都应高度重视，都有可能危及患者生命。血管堵了，医学上称为脑梗死，脑梗死的治疗有静脉溶栓、动脉取栓，干预时间越早、预后越好。血管破了，医学上称为脑出血，根据出血的部位、多少，可以选择保守治疗、微创穿刺、开颅手术等。头部 CT 检查可以区分是脑梗死还是脑出血。所以一旦发生中风，应让患者平卧休息，昏迷的患者应注意保持呼吸道通畅，帮助患者清除口腔中的异物。如有呕吐时，应让患者头偏向一侧，防止呕吐物误吸入肺内。同时拨打120将患者送至最近的医院。判断中风简单方法见图2-18。

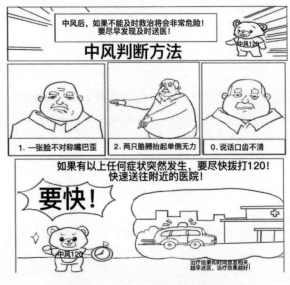

图 2-18　中风简便判断方法

　　缺血性脑梗死的预后与救治是否及时有很大关系。部分脑梗死患者如果在发病早期到达医院，可以通过静脉溶栓或者动脉取栓等方法让堵塞的血管再通，从而减少伤残，改善脑梗死患者的预后。超过一定的时间将错过最佳救治机会。故老百姓一定要懂得早期识别脑卒中，一旦发生，及时送医救治。

脑卒中的患者经过初期的救治，度过危险期后，大部分患者会留下后遗症，一旦生命体征平稳，应早期开始康复治疗，促进神经功能恢复。

三、中风、不省人事，中成药有什么良方良药？

开窍三宝：紫雪丹、安宫牛黄丸、至宝丹。紫雪丹清热开窍醒神，安宫牛黄丸、至宝丹清热化痰开窍。若痰多化热者，可用新鲜竹沥水，每次20毫升，每日3～4次，口服或鼻饲。

四、中风患者针灸理疗有什么妙招？

（一）急性脑卒中、中风、肢体障碍

取穴：内关、尺泽、曲池、委中、三阴交、足三里。
定位与操作
内关：腕横纹上两寸，掌长肌腱与桡侧腕屈肌腱之间。快速取穴：握拳，使腕部出现两条筋，三指并拢，无名指置于腕横纹上，食指下两筋中即为内关（图2-1）。

操作：手指指腹按揉或压揉本穴100～200次，以产生酸胀感为度。

尺泽（图2-10）：微屈肘，肘横纹上，肱二头肌腱桡侧缘凹陷中。快速取穴：手掌向上，肘部稍弯曲，沿肘横纹从

外（桡）侧向内（尺）侧触摸，在肘弯正中可摸到一条粗大的筋腱（肱二头肌），这条大筋外侧的肘弯横纹凹陷处，压之有酸胀感。

操作：手指指腹按揉或压揉此穴，以有酸胀感为度。

曲池：弯曲手肘90°，肘横纹头处，按压有酸胀感（图2-6）。

操作：①按揉法：用手指指腹按揉或压揉此穴。②拍击法：用手掌侧拍击此穴，反复数次，以身体能耐受为度，可调节血压。③放血法：用三棱针点刺放血（专业人士操作或指导操作）。注：孕妇不可用此穴，有流产风险。

委中：腘窝处，腘横纹中点。腘窝横纹是腿向后弯曲时，大腿和小腿之间形成的横纹，也就是在膝盖的正后方。刺激本穴位，能振奋整个膀胱经的活力，尤其是疏通腰背部的气血（图2-19）。

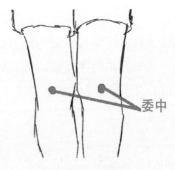

图 2-19　委中穴

操作：①按揉法：手指指腹按揉或压揉本穴，以产生酸胀感为度。②快速摩擦法：手指指腹在本穴上快速摩擦，以产生温热感为度。③叩击法：两手握空拳，用拳背有节奏地叩击本穴。④放血法：三棱针点刺放血。

三阴交：内踝尖上 3 寸（除大拇指外的四手指并拢，小指下边缘紧靠内踝尖上，四手指指横纹的宽度即为三寸），胫骨内侧缘后方（图 2-20）。

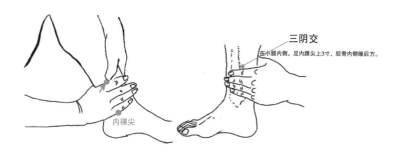

三阴交
在小腿内侧，足内踝尖上3寸，胫骨内侧缘后方。

内踝尖

图 2-20　三阴交

操作：用手指指腹按揉此穴。

足三里：小腿外侧，犊鼻（外膝眼）下 3 寸（图 2-16）。

操作：手指指腹按揉或压揉本穴，以产生酸胀感为度。

（二）中风昏迷

取穴：素髎、内关、人中、中冲、十宣、合谷。

定位与操作

素髎（图2-21）：面部，鼻尖正中央。

操作：手指掐按本穴。

内关：腕横纹上两寸，掌长肌腱与桡侧腕屈肌腱之间。快速取穴：握拳，使腕部出现两条筋，三指并拢，无名指置于腕横纹上，食指下两筋中即为内关（图2-1）。

操作：手指指腹按揉或压揉本穴100～200次，以产生酸胀感为度。

人中：在面部，当人中沟的上1/3与中1/3交点处。有醒脑开窍之功用，主要用于昏迷、晕厥、抽搐、中风等疾病（图2-22）。

操作：用拇指指甲重掐至醒神为止。

中冲：在手中指末节尖端中央。有醒脑开窍、泄热之功用，用于中风昏迷、中暑、小儿惊风等疾病（图2-23）。

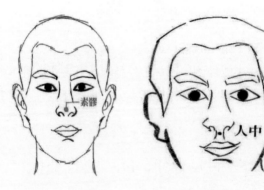

图2-21　素髎穴　　　　图2-22　人中穴

操作：①按揉法：用大拇指指甲重掐此穴。②放血法：用消毒干净的针头点刺放血。

十宣：仰掌，十指微屈，在手十指尖端，距指甲游离缘0.1寸，共十个穴位。有泄热、镇惊、开窍之功效，用于小儿惊风、中风昏迷等疾病（图2-24）。

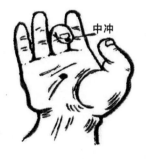

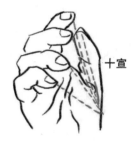

图2-23　中冲穴　　　　　图2-24　十宣穴

操作：用拇指指甲重掐至醒神为止。

合谷：手背，第1、2掌骨间，第2掌骨桡侧中点处。快速取穴：一手拇指指间横纹置于另一手虎口横纹处，拇指尖向下按压有明显酸胀感，即为本穴。合谷能调节经气，安和脏腑（图2-7）。

操作：用手指指腹按揉此穴，至醒神为止。注：孕妇不可用此穴，有流产风险。

第七节　低血糖危象

一、什么是低血糖危象?

正常人血糖 ≤ 2.8 mmol/L，或糖尿病患者血糖 ≤ 3.9 mmol/L，就可能会出现一系列的症状，甚至昏迷、死亡，统称为低血糖危象。

二、低血糖危象具体有些什么症状表现?

低血糖危象有一系列的症状表现，注意前提原因是患者发生了低血糖，缺乏能量供给。具体来说，患者可出现先兴奋和后抑制的表现。前期兴奋可能表现为：多汗、饥饿感、手抖、心慌、紧张、焦虑、心率加快、血压偏高等。如果没有及时发现和处理，就可能出现后期抑制的表现，如表情淡漠、意识模糊、嗜睡、精神失常、抽搐、呼吸减弱、血压下降、昏迷、死亡。家属常常描述，"像变了一个人"，这时患者就可能是发生了低血糖危象，家里备有测血糖的仪器，往往测个血糖就可以明确。

三、为什么会发生低血糖危象或哪些人容易发生低血糖危象？

引起低血糖危象的原因很多，最常见的原因为糖尿病患者使用降糖药物剂量偏大，或使用降糖药物后又未及时进食所致，以使用胰岛素作为降糖药物者最为多见。

四、低血糖怎么处理？

低血糖危象是内科急症，如不及时处置，患者会迅速出现昏迷，造成脑细胞死亡及患者死亡。因此，及时发现低血糖并迅速恢复血糖正常水平，尤为重要。急诊处理：最为快速有效的方法是补充葡萄糖。轻症能口服者，立即口服糖水（葡萄糖）或糖果或含糖食物，可有效缓解；重症者，静脉注射浓度为50%的葡萄糖40～60 mL，并每半小时监测血糖情况。出现神志改变等症状的重症者，补充葡萄糖的同时，及时送医院抢救，注意先补充葡萄糖，再同时送医院，一定要先处理。

值得注意的是，使用"阿卡波糖""磺脲类""胰岛素类"等降糖药物后，因药物影响糖分的吸收、药物代谢缓慢等原因，可能会导致低血糖不容易被纠正，或会反复出现低血糖，即顽固性低血糖，低血糖危象不容易被解除。因此，即使低血糖症状改善后，也一定要继续监测血糖情况，并时刻警惕低血糖的再发生，以免出现危险。

五、低血糖危象如何预防？

①提高认识。高发人群，比如有服用降糖药物的糖尿病患者，尤其是使用胰岛素者。无论是患者本人还是家庭成员或是陪护人员，一定要提高对低血糖危象的症状表现有足够的认识。时刻要有一种患者可能是发生了低血糖的意识和警惕思想。

②备糖：高危人群，可以常规准备些糖果、巧克力等含糖高的食物，放在随手可取到的地方或随身携带。只要怀疑可能是发生了低血糖，可以先吃点糖分高的食物应急。

③备血糖仪：糖尿病患者，有条件的，可备血糖仪，平时用来监测血糖。如果怀疑低血糖危象时，立刻测血糖，小于 3.9 mmol/L（血糖仪显示 LOW，表示血糖低到测不出值），即可确定发生了低血糖，请及时处理。值得注意的是，情况紧急下，不要一味等血糖结果，而是应该先补充糖分，解决低血糖危象。

④合理准确地服用降糖药，包括剂量的调整，请定期咨询内分泌科医师。

六、低血糖针灸理疗如何处理?

低血糖昏迷取穴见中风昏迷。

低血糖日常可取足三里、中脘、合谷、三阴交、关元、气海、血海穴。

关元:位于前中线上,脐中下 3 寸(图 2-25)。

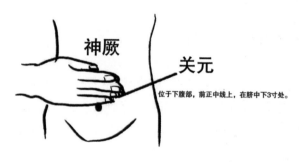

图 2-25 关元穴

气海:前正中线上,脐与关元连线中点处(图 2-26)。

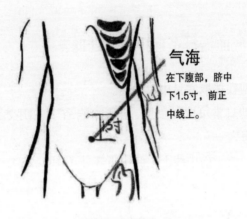

气海
在下腹部，脐中
下1.5寸，前正
中线上。

图 2-26　气海穴

血海：髌骨内侧端上 2 寸。快速取穴：屈膝，以左手掌心按于右膝髌骨上缘，二至五指向上伸直，拇指约呈 45 度斜置，拇指尖下是穴（图 2-27）。对侧取法仿此。

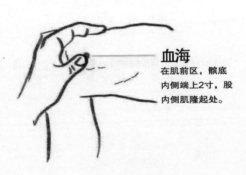

血海
在肌前区，髌底
内侧端上2寸，股
内侧肌隆起处。

图 2-27　血海穴

第三章

外科疾病的简效急救

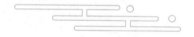

第一节　急性胆绞痛

一、肝胆的解剖简图

胆囊在"肚子"里，体表定位在右侧上腹部的肋骨下面，紧贴肝脏下面（图3-1），所以有"肝胆相照"这个词。

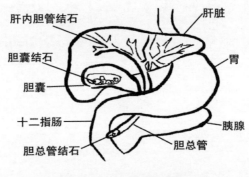

肝内胆管结石　　　　　　肝脏
胆囊结石　　　　　　　　胃
胆囊
十二指肠　　　　　　　　胰腺
胆总管结石　　　　　　　胆总管

图3-1　肝胆解剖简图

二、什么是胆绞痛？

由于胆囊、胆管炎症、结石、蛔虫等原因引起胆囊、胆管收缩，引流不畅，管腔囊腔内压升高发生的绞痛。胆绞痛主要病因是胆囊炎、胆囊结石、胆管结石、胆道蛔虫、急性梗阻性化脓性胆管炎等。主要表现为右上腹或上中腹绞痛，呈持续性，常放射至右肩胛，疼痛时常伴恶心、呕吐、心悸等症状。部分严重患者可伴有寒战、高热、黄疸等。

三、"心窝痛"都是胆绞痛吗？

临床中常碰见有患者来医院说"心窝痛"。患者常自认为是"胃病"，自行服用消炎护胃的药治疗，部分患者可好转，但常反复发作。实际上"心窝痛"的原因很多，常见的有胃炎、消化性溃疡（包括胃溃疡和十二指肠溃疡）、胆囊炎、胆结石、胆管炎、胰腺炎、心肌梗死等。"心窝痛"需注意梗阻性胆管炎、胰腺炎、心肌梗死等可能危及生命的情况，所以出现"心窝痛"需要及时到医院就诊，特别是有高血压、冠心病、糖尿病等基础疾病及暴饮暴食、饮酒的患者，这些都是上述疾病发病的基础或诱因，需要重视。

四、胆绞痛有什么诱因及如何预防？

胆绞痛发作多是在饱餐或者进食油腻食物、饮酒以后，特别是不吃早餐、有吃夜宵习惯的人。所以，为了避免胆囊结石患者胆绞痛的发作，建议患者改善饮食结构，清淡饮食，吃早餐，避免暴饮暴食，避免饱餐、饮酒，特别是晚餐尽量少吃，这样能有效地避免胆囊结石、胆管结石、胆囊炎等引起胆绞痛的发作。

胆道蛔虫不多见，但也时有发生。虫卵通过粪口途径从口侵入肠道，然后再进入胆道，引起胆道痉挛绞痛，所以需要注意吃熟食，勤洗手，不食用未洗净的瓜果、蔬菜，减少感染蛔虫的风险，特别是儿童。

五、胆绞痛发作该怎么办？

如果出现胆绞痛发作，建议立即到医院进行彩超、心电图、血液等检查，有时候还需要做 CT、MRI（核磁共振）等检查进一步明确病因。观察患者胆囊结石的大小、多少及部位，胆囊炎症的轻重，有没有胆管结石，有没有胆管梗阻、嵌顿等情况。排除心肌梗死、胰腺炎等危重症。

如果排除上述这些问题，只是胆囊结石、胆囊炎，仍需要给予积极的治疗，包括禁食、静脉予以抗炎、解痉止痛、营养支持等一系列治疗，待症状缓解后口服消炎利胆药物治疗。如果经过药物治疗，症状还不缓解，患者腹痛、腹胀症状进一步加重，甚至出现发热、黄疸等，需急诊手术治疗。如胆绞痛反复发作，则需要择期手术治疗。胆囊结石手术时机选择：药物治疗有效的患者可选择在疼痛缓解后 2～3 个月，药物治疗无效的患者需要急诊手术，手术方式需要医师根据患者当时的情况决定。

六、做胆囊超声需要空腹吗？

常常有人问："我吃了饭，能做腹部超声吗？"正常的胆囊在进食后会排空胆汁，胆囊缩小，影响超声、CT看清胆囊。所以检查胆囊时，最好在清晨未进食时做检查。但胆绞痛发作时，是需要超声、CT来明确病情的，而且这时胆囊内有结石或胆囊因炎症致囊壁水肿增厚，可以看清胆囊，所以，此时做胆囊超声可以不空腹。

七、急性胆绞痛中医常用方及中成药有哪些？

急性胆绞痛，中医名为急性胆胀，常用方：龙胆泻肝汤加减清热化湿、疏肝利胆，常用药：龙胆草、栀子、党参、柴胡、车前子、泽泻、当归、川木通、生地、甘草、金钱草、茵陈、延胡索等。

中成药：独一味，每次2粒，每日3次，口服；胆石通胶囊，每次2粒，每日3次，口服；茵栀黄口服液，每次1支，每日3次，口服；安宫牛黄丸，每次1丸，每日3次，口服。

八、胆绞痛发作针灸理疗有什么妙招？

①穴位指压法：患者取坐位、俯卧位或左侧卧位，在脊

柱右侧旁约 4 cm，第 9、10 肋间，以拇指指腹加压寻找敏感点（该处有明显疼痛感或酸胀感），然后逐渐增加压力，使患者感到明显酸胀疼痛，以能耐受为度。按压 1 ~ 2 分钟后放松压迫，绞痛多立即缓解。

②胆囊炎、胆结石发作，右上腹可发生剧烈绞痛。若家距医院较远，患者可在小腿外侧腓骨头下寻找压痛敏感点，此点多在阳陵泉穴上。两手大拇指分别按压此穴，持续按摩 2 分钟，可获良好止痛效果。

阳陵泉：位于人体的膝盖斜下方，小腿外侧之腓骨小头稍前凹陷中（图 3-2）。即在小腿的外侧，膝关节下方的外侧有一个高点（腓骨小头），从高点的前下方 1 寸左右有一个凹陷。

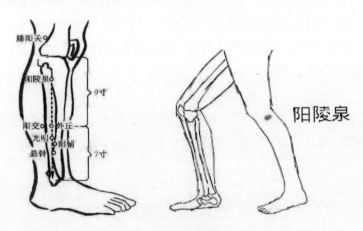

图 3-2　阳陵泉穴

第二节　肾结石

一、什么是尿结石？

根据结石的部位分为四类：肾结石、输尿管结石、膀胱结石、尿道结石，统称为"尿结石"。

二、为什么有的尿结石患者总是去排尿，但是每次排尿困难或排尿量非常少？或者排尿时感觉尿道痛？

这是膀胱刺激症（包括尿频、尿急、尿痛）的表现。想小便但小便不出或小便量非常少，主要是输尿管中下段结石、膀胱结石刺激膀胱不自主的收缩而产生的一种想排尿的感觉，实际上膀胱中没有尿液或者尿液很少。

三、为什么超声检查有时候看不到结石？

由于超声检查的成像原理，容易受到周围器官的干扰。在膀胱充盈状态下，肾结石和膀胱结石相对容易检查出来。输尿管结石一般较小，且检查时容易受到周围组织影响，难以检查出来。临床中因疼痛而就医的大部分都是由输尿管结石引发的，所以很多结石的患者超声检查没有看到结石。

四、超声检查没有看到尿路结石，只是有肾积水或输尿管扩张，怎么医师说是尿路结石？

一个疾病诊断是在结合病史、症状、体征及辅助检查的基础上形成的综合判断。实际工作中不是每一个诊断都有像骨折（比如骨折的诊断，X线片可以看到明显的骨折线）这么直观的证据。而医师的工作不仅仅是根据几个检查结果来诊断一个疾病，更多的是一个综合判断。

五、泌尿系结石，怎么会尿血？

医学上血尿可分为两种：肉眼血尿（眼睛直接可以看到是红色的）和镜下血尿（显微镜下观测尿液中红细胞细胞数超过正常值）。所以肉眼看不出异常的血尿是指的"镜下血尿"，也是血尿。泌尿系结石的肉眼血尿，这是由于结石机械损伤和炎症反应导致出血，产生血尿。

六、肾结石痛有哪些临床表现？

肾绞痛（结石痛）：指突然出现在肾区及（或者）腹部的间歇性剧烈绞痛，或者阵发性剧烈绞痛，可向下腹部、会阴部及腹股沟区放射，为泌尿外科常见的急症，需要立即处理。常见临床表现：肾区（多为一侧肾区）或同侧腹部疼痛，向下腹部、会阴部或腹股沟区放射性疼痛，可能伴有恶心、呕吐，还可伴有血尿、尿频、尿急等，还有部分患者出现下腹部坠胀不适感。

七、肾结石痛物理治疗有哪些方法？

指压疗法：以右手拇指指压患者背部的压痛点（疼痛最明显部位），经过经络传导对肾绞痛起到治疗作用，指压疗法对肾绞痛有立竿见影的效果，也有一定排石作用。

按摩：按摩疼痛明显的部位，帮助肌肉放松。

热敷：热敷一侧腰部，可有助于缓解肾盂与输尿管的阵阵痉挛性收缩，减轻肾绞痛，用湿热毛巾或热水袋也能起作用，但要小心烫伤皮肤。

喝热水：热水刺激消化道后，经过神经反射可缓解肾盂、输尿管的痉挛性收缩。

局部封闭：在背部压痛点可局部注射利多卡因。

物理治疗效果因人而异，不是所有人都有效果，最好在专业人员指导下进行。

八、泌尿系结石如何运动治疗？

①当结石位于肾脏中部时，患者宜侧卧，取患侧向上

卧位。

②当结石位于肾脏下部时，患者不能应用以上方法，应当采用倒立或臀膝位。

上述方法对于部分肾结石患者可能很有效，但对有些患者来说没有用，这样就应该及时就医。

九、泌尿系结石如何止痛治疗？

药物治疗：非甾体类（无药物禁忌证者可以使用），如双氯芬酸钠、酮咯酸氨丁三醇、吲哚美辛、布洛芬胶囊、双氯芬酸钠利多卡因等，根据药物制剂不同，可肌内注射，也可塞肛治疗，患者呕吐不严重，也可口服。

总结：肾绞痛疼痛评级可达11级（总12级），疼痛剧烈，患者需紧急处理，避免长时间损伤肾功能，出现泌尿系感染，常伴随恶心、呕吐、尿频、尿急、尿痛等全身症状，患者出现紧张不安，焦虑等，此时需要家属安慰和关怀，帮助缓解疼痛，去医院进一步治疗。肾绞痛可间断发作，治疗期间饮食应为流质饮食，少量多次。

十、何种情况下泌尿系结石需要急诊手术？

根据泌尿系结石的大小、多少、部位等因素可选择的治疗方法有药物排石/溶石法、体外冲击波碎石术、输尿管镜碎石术、经皮肾镜取石术、腹腔镜手术取石术、传统开放手术取石（极少采取此种方法）等。如泌尿系结石梗阻后并发难以控制的重症感染（如肾积脓等）、双侧泌尿系结石完全梗阻导致急性肾功能衰竭等特发情况需要急诊手术治疗。

十一、肾结石痛伴呕吐怎么办？

患有尿结石疼痛往往会伴随着恶心呕吐的症状，是因为泌尿系结石疼痛属于内脏痛。内脏痛特别容易引起不愉快的情绪活动，并伴有恶心、呕吐等症状。

病因还是尿结石引发尿路梗阻后疼痛，治疗主要以止痛为主，缓解疼痛后自然好转。期间建议禁食，待无症状后再进食。

十二、肾结石中医治疗有什么良方？

①结石验方四金汤加减：金钱草45克，海金沙30克，鸡内金15克，郁金15克，王不留行10克，琥珀5克，石韦10克，滑石10克，车前子10克，车前草10克，栀子10克。煎服，1日1剂，分2次服，多饮水。有利尿排石、行气止痛的功效。

②核桃治疗肾结石有奇效：上方部分患者效果很好，但对于有肾虚基础的患者，不一定会有效，不要忽视了肾虚的根本病因，此时在补肾的基础上排石疗效会更佳。核桃仁，又名核桃肉，性温，味甘，入肺、肾经，是补肾强腰膝、敛

肺定喘的要药。《急救危症简便验方》中记录，治疗石淋，
胡桃仁一升，细米煮粥一升，混合，顿服即愈合。肾结石患
者多吃核桃小米粥是有好处的。近代名医张锡纯在《医学衷
中参西录》中讲核桃肉有消坚开瘀的功效，治疗心腹疼痛，
砂淋、石淋堵塞作疼，肾败不能漉水，小便不利等。山东名
医周凤梧介绍治疗肾结石的验方，也以核桃仁为主药：核桃
仁 500 克（烤黄）、鸡内金 250 克（炮研细末）、蜂蜜 500 克。
先将核桃仁、鸡内金研细末，将蜂蜜熬化，再将上药粉末投
入搅匀，再熬 5 分钟，即可。装瓶备用，每次 1 汤勺，每日
3 次，开水冲服。服 15 ~ 30 日，可见奇效。另一方：核桃
仁、麻油 120 克，冰糖 100 克，用麻油将核桃仁炸酥，研细
末，再将冰糖混合磨研即成。服时以开水调成乳剂。成人每
日 1 剂。

十三、肾结石痛针灸理疗有什么妙招？

①穴位按摩：右侧肾及输尿管结石引起绞痛的，取右侧
腰背部阿是穴，即敏感点进行指压按摩。一般此敏感点在右
侧腰部第 1 ~ 3 腰椎横突附近，有些患者结石位置较高，可
达背部，有些位置较低（如下段输尿管结石者），敏感点可在
腰骶部。指压此处可有酸胀或疼痛感。按摩时以右手拇指按
摩敏感点，由轻到重。如一指力量不够，可将左手拇指压在
右手拇指上进行按摩，或双手交替按摩。一般按摩 3 ~ 5 分

钟后，患者即可感到疼痛明显减轻或缓解，此时可再用拳头或手掌叩击背部华佗夹脊穴2～3次，然后再以掌按摩敏感点，使此处肌肉松弛。如病变在左侧，则取左侧敏感点。

②阿是穴：穴位分类名，又名不定穴、天应穴、压痛点。这类穴位一般都随病而定，多位于病变的附近，也可在与其距离较远的部位，没有固定的位置和名称。它的取穴方法就是以痛为腧，即人们常说的"有痛便是穴"。

③华佗夹脊：在背腰部，当第1胸椎至第5腰椎棘突下两侧，后正中线旁开0.5寸（图3-3）。

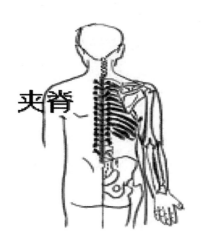

图3-3　华佗夹脊穴

第三节　尿潴留

一、什么是尿潴留?

尿潴留是指膀胱内充满尿液而不能排出，常常由排尿困难发展到一定程度引起。尿潴留分为急性与慢性两种。前者发病突然，膀胱内胀满尿液不能排出，十分痛苦，临床上常需急诊处理；后者起病缓慢，病程较长，下腹部可触及充满尿液的膀胱，但患者可无明显症状。

二、急性尿潴留怎么办?

治疗原则是解除梗阻，恢复排尿。导尿是解除急性尿潴留最简便的方法，即会阴部消毒后，经尿道插入无菌导尿管。

尿潴留的病因短时间内不能解除者，应留置导尿管持续引流。急性尿潴留患者在不能插入导尿管时，可采用粗针头耻骨上膀胱穿刺的方法吸出尿液，可暂时缓解患者的痛苦。如需持续引流尿液，可在局麻下行耻骨上膀胱穿刺造瘘。若无膀胱穿刺造瘘器械，可行耻骨上膀胱切开造瘘术。急性尿潴留放置导尿管或膀胱穿刺造瘘引流尿液时，应间歇缓慢地放出尿液，即出 200 mL 尿液后，夹闭尿管或造瘘管，约 15 分钟后再继续放出尿液，反复多次直至排空膀胱，避免膀胱快速排空、内压骤降而引起膀胱出血。如前列腺增生症引起的急性尿潴留，应留置导尿管一周后再试行拔除导尿管。

三、慢性尿潴留怎么办？

若为机械性梗阻病变引起，有上尿路扩张肾积水、肾功能损害者，应先行膀胱尿液引流，待肾积水缓解、肾功能改善，经检查病因明确后，针对病因择期手术或采取其他方法治疗，解除梗阻。如系动力性梗阻引起，多数患者需间歇清洁自我导尿；自我导尿困难或上尿路积水严重者，可做耻骨上膀胱造瘘术或其他尿流改道术。

四、尿潴留中药外敷有什么小妙招？

方法：葱白 500 克，捣碎，与麝香少许拌匀，分 2 包。先放肚脐上 1 包，热熨约 15 分钟，再换 1 包，以冰水熨 15 分钟，交替使用，以通为度。

五、小便排不出来，针灸理疗有什么妙招？

①取穴：中极，气海，关元及小腹部。
操作：患者仰卧位。顺时针按摩小腹，时间约 5 分钟。

再用手指按揉中极、气海、关元（图3-4），每个穴位1分钟。

中极：在下腹部，前正中线上，当脐下4寸。

气海：位于下腹部，前正中线上，当脐中下1.5寸。

关元：位于下腹部，前正中线上，当脐中下3寸。

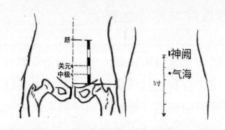

图3-4 中极穴、气海穴、关元穴

②灸法：取神阙穴。将食盐炒黄待冷放于神阙填平，再用2根葱白压成0.3 cm厚的薄饼置于盐上，将大艾炷置葱饼上施灸，至温热入腹内有尿意为止。

神阙穴：位于肚脐的中央（图3-5）。

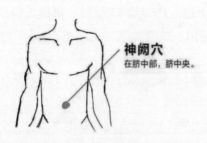

图3-5 神阙穴

第四节　血尿

出现血尿如何紧急处理？

尿液内含有一定量的红细胞时称为血尿，1 L尿液中含有1 mL以上血液且标本外观呈红色时称为肉眼血尿。血尿是泌尿生殖系统疾病常见的临床症状之一，如结石、炎症和肿瘤等，也可见于出血性疾病，或某些健康人剧烈运动后的一过性血尿。

处理：

①分析病史，弄清原因。

②血尿患者，特别是有肉眼血尿的患者，炎症、心血管病、血液病引起的血尿患者，应该绝对卧床休息，尽早就医。

③如泌尿系统结石引起血尿，常有剧烈腹痛、肾绞痛，可多饮水，原地蹦跳，做排石操，通过上下振动使结石排出，疼痛和血尿也随之减轻，可口服颠茄片、阿托品以解痉止痛。

④血尿患者必须大量饮水或吃西瓜等，以增加尿量，防止形成血块堵塞尿道。同时忌吃一切辛辣刺激性食品，如韭菜、芥末、辣椒等。少吃烤炙肥腻食品、海腥发物等，少吃温热性食物如羊肉等。注意吃一些有凉血、止血作用的食品，如马兰头、芥菜、鲜藕、冬瓜、西瓜、蚕豆、柿饼、莲

子、绿豆、赤豆等。苹果、橘子等含维生素 C 和磷较多的果品亦可多吃。

⑤如果确定是肾脏、膀胱、尿道损伤而致出血，在腰部、下腹部、会阴部放置冰袋或敷冷毛巾，有利于止血、减轻出血。

⑥血尿是泌尿系统许多疾病的一种共同表现。为不误诊误治，应尽早去医院检查原因，进行治疗，必要时急诊留置导尿管，行膀胱冲洗。

第五节　痛风性关节炎

一、痛风性关节炎有哪些表现？

痛风性关节炎是因为尿酸盐过多而沉积在身体的各位部位如关节囊、软骨、骨质等组织中而引起炎性反应的病理损害。病损关节出现红肿热痛的表现。最常见的表现是第一跖趾关节红肿疼痛不适，有的则是发生在较大关节，比如踝部与足部关节。

二、痛风性关节炎如何治疗？

治疗急性期以止痛为主，缓解期主要以降低尿酸防止急性疼痛发作为主。如出现急性疼痛治疗以止痛为主，如无禁忌证可服用非甾类抗炎药如双氯芬酸钠、塞来昔布、美洛昔康等。需要注意降尿酸药物很有可能会诱发急性关节炎，常规在急性期不使用降低尿酸药物，并且此类药物使用从小剂量开始。

三、痛风性关节炎中医治疗有何小妙招？

①水蛭疗法：水蛭善于吸血，常用来帮助吸出脓血、腐肉。还有医家用活水蛭置于病变处吸吮 30 分钟左右，每天 1～2 次，可连用 15 天左右，治疗痛风性关节炎有特殊疗效。这个办法简单可行。

②生姜调香油缓解痛风：关节疼痛如刀剐不可忍受，又不想用针灸治疗，可用生姜切片蘸香油涂痛处，然后将生姜烧热、捣烂，敷患处，不久姜干而疼痛可减轻。此法见于《急救危症简便验方》，有一定止痛效果。

四、痛风性关节炎针灸理疗有什么妙招？

①灸法：取阿是穴（红肿热痛最明显处）、足三里、丰隆。以百合与冰片按 10：1 的比例用饴糖制成 1.5 mm 厚的药饼，将药饼覆盖于上述穴位，并把艾炷置于饼上燃烧，以不灼伤皮肤为度。

足三里：在小腿前外侧，当犊鼻下 3 寸，距胫骨前缘一横指（中指）（图 2-16）。

丰隆（图 3-6）：位于人体的小腿前外侧，外踝尖上八寸，条口穴外一寸，距胫骨前缘二横指（中指）。

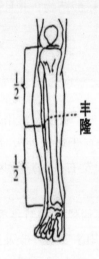

图 3-6　丰隆穴

②推拿配合电磁波治疗器：治疗痛风性关节炎，采取点按患足公孙、合阳、三阴交、太冲、太溪、光明，轻快拿揉跖趾关节周围，接着点揉涌泉、然谷，最后拿揉阴陵泉、阳陵泉。

公孙：属足太阴脾经。足太阴之络穴。八脉交会穴之一，通冲脉。在足内侧缘，当第 1 跖骨基底的前下方，赤白肉际处（图 2-17）。

合阳：位于小腿后区，腘横纹下 2 寸，腓肠肌内、外侧头之间（图 3-7）。

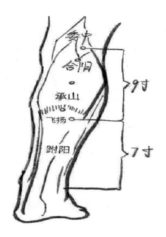

图 3-7　合阳穴

三阴交：位于脚内踝的上三寸（四指）、内侧胫骨后缘的位置。此穴是足太阴脾经、足厥阴肝经、足少阴肾经三经交会之处，故名三阴交（图 2-21）。

太冲：是肝经上的原穴，位于脚上第一和第二指骨前端的凹陷处。取穴时，可取坐位或仰卧位，用手指沿第 1 和第 2 脚趾之间的缝隙向上移动，以感觉到动脉跳动处就是该穴（图 2-8）。

太溪：位于足内侧，足内踝（高点）后方与脚跟骨筋腱之间的凹陷处（脚内踝后缘的凹陷当中）（图 3-8）。

光明：位于人体的小腿外侧，当外踝尖上 5 寸，腓骨前缘（图 3-9）。

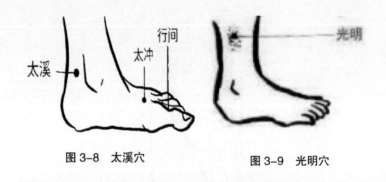

图 3-8　太溪穴　　　　　　　图 3-9　光明穴

涌泉：位于足前部凹陷处第 2、3 趾趾缝纹头端与足跟连线的前三分之一处（图 3-10）。

阴陵泉：位于在小腿内侧，胫骨内侧下缘与胫骨内侧缘

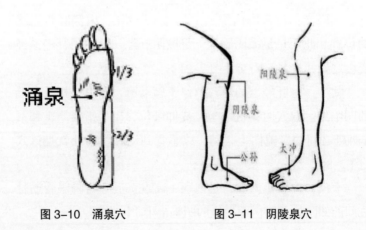

图 3-10　涌泉穴　　　　　图 3-11　阴陵泉穴

之间的凹陷中，在胫骨后缘与腓肠肌之间，比目鱼肌起点上
（图 3-11）。

第六节　痔疮出血

一、什么是痔疮？

痔疮是由于各种原因导致的肛门周围血管的病理性扩张
及移位。所以痔疮就是扩张的血管团块，不是肿瘤。

痔疮分内痔、外痔、混合痔，从字面上的意思理解，内
痔是长在肛门里面的痔疮，外痔就是长在肛门外面的痔疮，
而混合痔就是内痔、外痔融合在一起。但是内痔长在肛门里
面并不代表不会脱出肛门外面。内痔主要表现为肛门出血和
痔块脱出，不会有疼痛。外痔主要表现为肛门口瘙痒、疼
痛、包块等。

二、患痔疮的原因？

痔疮的病因：过度饮酒，食辛辣、刺激性食物；久蹲、
久坐等职业，如司机、电焊工等；长期便秘、腹泻的人；妇
女妊娠、分娩时腹压增加，是女性痔发生和加重的重要因
素。痔的发病具有明显的遗传倾向，父母患痔疮，子女发病

率明显高于普通人群。

三、肛门痛、大便带血都是痔疮吗?

肛门疼痛、大便带血可见于多种疾病,痔疮只是其中的一种。肛门疼痛可见于肛裂、肛周脓肿、肛瘘等,大便带血可见于下消化道肿瘤、消化道出血等。所以出现这些情况时需要及时就医,明确原因进行治疗,以免延误病情。

四、得了痔疮怎么治疗?

并不是所有的痔疮都需要治疗,无症状的无须治疗。有症状的也以保守治疗为主,重在消除症状,而非根治。保守治疗包括:①增加纤维性食物,改变大便习惯,防治便秘、腹泻;②肛门内用开塞露、石蜡油等油剂润滑,保持大便通畅;③热水坐浴改善血液循环;④局部外用消炎止痛药物;⑤口服抗炎、止痛、消肿药物等。

五、痔疮手术后如何调理?

痔疮手术治疗不是一劳永逸的,需要在生活中劳逸结合、适当锻炼、改善饮食结构、预防便秘等,防止再发。

六、痔疮出血中医有什么良方?

①地榆散合槐角丸加减清化湿热，凉血止血，常用药：地榆、茜草、槐角、栀子、黄芩、黄连、茯苓、防风、枳壳、当归、仙鹤草等。日服 1 剂，煎服，分 2 次服。

②柿干烧灰：山东名医李克绍，曾多次提到柿干治病的古今经验。如《王缪百一选方》记载，一通判官的儿子，大便带血半年，用柿干烧灰，米汤送服，一次即愈合。《泊宅编》记录有外兄刘豫，病脏毒下血（痔疮脓肿出血），已经半月，自恐病重将死，后得一方（即上方），饮服 6 克，即愈合。柿干烧灰对痔疮、痢疾等很多原因导致的大便带血都有一定效果。

七、中医治疗痔疮有何良药?

①地龙：《太医院秘藏膏丹丸散方剂》记录有治疗痔疮神方，将地龙用阴阳瓦烘焙黄干，研细末，每次 10 克，用黄酒下。还可用大蚯蚓七条，捣烂，将鸡蛋 2 个，同蚯蚓打匀，麻油煎热，空腹酒送下，约服 3 次即可收效。

②鲜无花果：鲜无花果 10 枚，放于砂锅内，加水 2 升文火煎煮。煎煮药液至 1.5 升左右，倒入干净盆内，捞起熟果盛于碗内备用，这是一日量，分 2 次用脱脂棉签蘸药液洗

敷患处，每次 20 分钟，同时吃煮熟的无花果 5 枚，一般连用 3 ~ 4 天见效。无花果甘凉，归肺、胃、大肠经，可清热生津，健脾开胃，解毒消肿。脾胃虚寒者慎用。鲜无花果叶 7 ~ 10 片煎汤熏洗亦可，此方法记录于《中医单药奇效真传》。

八、痔疮出血针灸理疗有什么妙招？

①针法：患者取俯卧位，取腰阳关穴，用碘酒常规消毒后，用三棱针对准穴位快速垂直刺入 0.2 ~ 0.3 cm，不做提插捻转，随即出血，以出血为佳，再拔罐 10 ~ 15 分钟，起罐后清除瘀血，消毒创面，纱布包扎，一般一周治疗 1 次。此穴刺络放血，可激发督脉经气，调节肛门部位气血循环，促进痔疮病愈。

腰阳关：腰部后正中线上，第 4 腰椎棘突下凹陷中（图 3-12）。

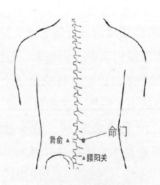

图 3-12　腰阳关穴

②灸法：在腰部的肾俞穴至大肠俞穴之间寻找瘀点，一般为红色或紫色点，但要与本身皮肤的红痣区别，颜色越深，说明痔疮程度重，病程久。可采取着肤灸、隔姜灸、悬灸3种方法。着肤灸一般每个点1～3炷，隔姜灸一般3～7炷，悬灸10～15分钟，均为3天1次，5次1个疗程。

大肠俞：此穴位位于人体的腰部，当第四腰椎棘突下，左右二指宽处或左右旁开1.5寸，即是此穴（图3-13）。

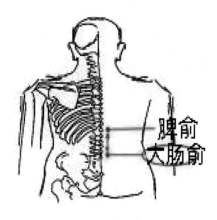

图3-13 大肠俞穴

肾俞：在第二腰椎棘突旁开1.5寸处。取定穴位时，通常采用俯卧位，肾俞穴位于人体的腰部，当第二腰椎棘突下，左右二指宽处（图3-14）。

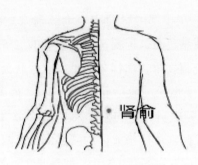

图 3-14　肾俞穴

③推拿治疗：沿长强穴至肛周两侧移动推拿，直至会阴穴，按压数秒钟后，最后揉摩肛周。

长强：位于尾骨尖端下，尾骨尖端与肛门连线的中点处（图 3-15）。

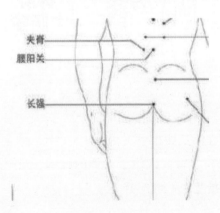

图 3-15　长强穴

会阴：位于人体的会阴部，男性当阴囊根部与肛门连线的中点，女性当大阴唇后联合与肛门连线的中点（图3-16）。

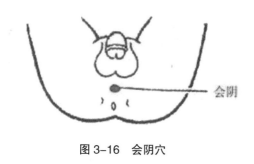

图3-16　会阴穴

第七节　肠梗阻

一、什么是肠梗阻？

肠梗阻是指由各种原因引起的肠道不通畅。消化道有伸缩性，不通了以后，在梗阻的上游会不断积聚更多的食物和消化液，肠管就不断扩张，从而引起肠管不断的强烈蠕动，导致腹痛，腹胀；与此同时，还启动了机体保护机制，诱发恶心呕吐，尽量减少梗阻上游的内容物。所以肠梗阻的主要表现为四大症状：腹痛、腹胀、呕吐、肛门停止排气排便；是急诊常见的急症，病情复杂多变。如能及时诊断和积极的治疗，可终止病情的发展，最终治愈。

二、肠梗阻的原因？

根据肠梗阻的病因可分为机械性肠梗阻、动力性肠梗阻及缺血性肠梗阻。

机械性肠梗阻最常见，常因粪石积聚、肠粘连、胃肠道或毗邻器官来源的占位压迫引起的阻塞、肠扭转、肠套叠等。粪石积聚多见于老年人，长期便秘的人群。肠粘连引起的肠梗阻，大多是由于曾经进行过腹部手术或有腹腔内感染病史，所有腹部手术患者都会有肠粘连，但只有部分人会引起肠梗阻。胃肠道或毗邻器官的占位见于肠道内外肿瘤压迫，如结肠息肉或癌、子宫附件肿瘤、腹腔内转移瘤等。还有儿童或老年人疝气嵌顿肠管。

动力性肠梗阻：由于神经反射或毒素刺激引起的肠壁肌功能紊乱，使肠道蠕动丧失或肠管痉挛，以致肠内容物无法运行。常见于腹腔内广泛的炎症、腹部大手术后、腹膜后血肿或感染、肠功能紊乱、慢性铅中毒等。

缺血性肠梗阻：是由于肠系膜血管栓塞或血栓形成，使肠管缺血缺氧，肠道无能量供给而停止蠕动，肠内容物聚集于肠道内。分为肠系膜动脉栓塞和肠系膜静脉血栓。动脉栓塞常见于心肌梗塞、心瓣膜病、心房纤颤、心内膜炎、主动脉壁粥样斑块的患者。肠系膜静脉血栓常见于腹腔感染、肝硬化、真红细胞增多症、血液高凝状态、外伤或手术后等。

三、肠梗阻的治疗为什么要禁食？为什么要插胃管？

大家了解肠梗阻的原因后就有了答案。如果已经考虑为肠梗阻，再进食的话，只会使得肠道内梗阻的内容物越积越多，腹痛腹胀症状更为明显。留置胃管也是基于这样的原因，尽量将胃肠道的内容物或积气引出来，从而减少胃肠内压力，促进肠道再通。

四、肠梗阻为什么要静脉点滴那么多液体？

人体一天需要摄入大量水，摄入肉类、蛋类、米饭、蔬菜等营养物质。当出现肠梗阻时，这些营养物质都不能通过胃肠道进入，只能从静脉输注进去，医师会根据人体需求量和疾病的消耗量，计算补充的液体和营养物质的量。

五、肠梗阻严重吗？是不是需要手术治疗？

大多数的肠梗阻是不严重的，通过禁食、胃肠道减压、药物及补液治疗可以得到缓解，患者一般需要留院观察或住院治疗。住院过程中重点在于进一步明确梗阻原因，解除病因是关键。部分患者经治疗后症状仍不缓解，或者病因必须通过手术处理的才需要手术治疗。

六、肠梗阻什么情况下需要手术?

粪石积聚、肠粘连、胃肠道或毗邻器官的肿瘤占位、肠扭转、肠套叠、阑尾炎、消化道穿孔引起的动力性肠梗阻、系膜血管栓塞或血栓形成等需要手术治疗。

七、肠梗阻中医药有何方法?

①葱白熨法:近代名医张锡纯曾用葱白熨法治疗动力性肠梗阻。取大葱白 2.5 千克,醋少许,大葱切碎和醋炒至极热,用布包好熨腹部,冷即换,不要间断,以腹软和排气为有效,也可逐渐使腹痛缓解。临床验证,效果不错。

②承气汤法:大便硬结,便秘致肠梗阻,可予承气汤通便。如在偏远地方,就地取生大黄 30～50 克热水泡十几分钟,服用也有通便的效果。如果实在找不到中药,试用肥皂水约 500 毫升灌肠也有部分患者可以缓解。

八、肠梗阻针灸理疗如何处理?

治疗以腹部推拿为主,主要以小力度顺时针按揉法结合震颤法,每次腹部推拿 1 小时,再调整腰 4 右偏,针刺足三里(图 2-16)附近反应点。

第八节　外伤出血

一、外伤出血如何正确处理？

外伤出血是生活中最常见的问题之一，出血应该怎么办？

①冷静。

出血者或者目击出血的人群当中，有部分人会出现"晕血"，绝大多数人会出现慌乱。冷静是你挽救出血量，减少恢复时间，挽救生命的第一要素。

生活中出血的案例，绝大多数伤口长度不超过 10 cm，机体也有自我凝血功能，给一分钟的深呼吸时间平静自己，绝对来得及继续下面的步骤，不耽误抢救。

②压迫止血。

用手掌最厚实最柔软的部位，即鱼际肌压迫在伤口处。注意，可以直接压迫伤口！千万不要怕痛。暂时的疼痛比持续出血要好。

压迫是止血最好的办法。在满足压迫止血的要求之后，可以在伤口不出血的前提下，逐渐缓慢的减少压迫力度，以减轻患者的痛苦。压迫时间不少于三分钟。

不要采用近心段或者远心段止血，因为动脉和静脉出血，捆扎强度和时间都不是短时间能掌握的。

③寻找物品代替手掌继续压迫。

最好的替代物品是纱布！

没有纱布呢？请转身看看你身边，可以采用棉制品，不带泥巴等异物的棉制品，不要用卫生纸。

如果选用了卫生纸怎么办？卫生纸吸血后会变成一堆烂泥，然后变成异物增加清理伤口的痛苦。

敷料的尺寸不宜太大，太大意味着包扎不稳固，导致出血量增加，以超过伤口边缘 3 cm 为标准。

④包扎。

包扎最合适的物品是绷带。没有绷带的情况下，请将毛巾裁剪成长约 20 cm，宽度根据伤口大小的布片。

如果没有毛巾，可以用 T 恤或内衣。包扎的时候以不快速出血为目的，包扎范围基本覆盖敷料就可以了，包扎力度以插不进手指为度。范围太大则力散，止血效果就更差；压迫太紧，影响伤口血液循环，时间长了会导致肢体坏死。

⑤时间。

最佳清创缝合时间在 6 ~ 8 小时内，若超出最佳清创缝合时间伤口内细菌繁殖数量增多，此时伤口不能直接缝合，增加费用和痛苦。

二、外伤出血有哪些常见错误处理？

错误一：见血就慌，拼命擦，越擦越多，越擦越慌。

原因：生命不息，血流不止。摩擦伤口会影响伤口的自我凝血功能，导致出血更多。

错误二：伤口撒盐的没有，但是伤口撒烟丝的很多。

原因：人为增加伤口异物，增加感染概率，增加痛苦。

错误三：怕疼，轻轻压迫伤口。

原因：既不能止血又增加痛苦。

错误四：用铁丝或者其他捆扎肢体。

原因：长时间过度捆扎，造成远端肢体缺血坏死，人为制造伤害。

第九节　鱼骨鲠喉

一、鱼骨鲠喉有哪些常见错误做法？

①大口吞饭。此法包括但不限于米饭。其他如大量饮水等。

②喝醋。此法包括但不限于醋。其他包括维生素 C，橙汁，橙子皮等。

错误做法可能导致的危害：局部炎症、脓肿，进入胸腔，脓胸，腐蚀，并损伤大血管，危及生命。

二、鱼骨鲠喉如何正确处理？

避免吞咽动作，轻咳、漱口、就医。

医师会如何做：直视下取；喉镜下取；胃镜和食道镜下取；甚至需要开胸手术。

第十节　阑尾炎

一、什么是阑尾炎？

阑尾炎是由多种因素形成的阑尾炎性病变，是急诊科、普外科的常见病和多发病。阑尾为一细长而管腔狭小的盲管（一端开口于肠道，一端封闭），阑尾长 7～9 厘米，直径 0.5～1 cm。位于右下腹部，少数患者可有异位阑尾。阑尾炎分为单纯性阑尾炎、化脓性阑尾炎、坏疽性阑尾炎、阑尾穿孔、阑尾周围脓肿。

二、阑尾炎的病因有哪些？

阑尾腔的机械性梗阻是诱发阑尾急性炎症的主要病因，常见原因有：粪石堵塞、淋巴细胞明显增生、异物、炎性狭窄、食物残渣、蛔虫、肿瘤等。

三、阑尾炎的症状是什么？

主要是腹痛，典型的腹痛发作始于上腹或脐周，数小时（6～8小时）后转移并局限在右下腹。此过程的时间长短取决于病变发展的程度和阑尾位置。70%～80%的患者具有这种典型的转移性腹痛特点。部分病例发病开始即出现右下腹痛。部分患者可有呕吐、腹泻、发热等症状。

四、怀疑得了阑尾炎需要做什么检查？

需要做血、尿常规、超声、CT等检查明确阑尾部位、炎症及周围组织器官的结构情况，排除泌尿系结石、胃十二指肠穿孔、肠系膜淋巴结炎、肿瘤等疾病，育龄期妇女需要做血或尿妊娠实验，排除产科情况。

五、怎么样确定是不是得了阑尾炎？

大部分患者通过典型的症状体征及化验检查后可以明确诊断，但仍有少部分患者在发病早期或发病时间长，难以立刻诊断明确，需要输液观察病情变化后明确，甚至手术探查。

六、得了阑尾炎怎么治疗？

得了阑尾炎首选手术治疗，特别是儿童、老人、孕妇等特殊人群，需要早期手术治疗。儿童发育不完善，阑尾炎病情发展快、重，穿孔率高、并发症重，所以需要早期手术。妊娠期妇女阑尾炎症不应局限，容易导致流产早产，所以需要早期手术。老年人防御功能减退，对疼痛反应慢，但实际炎症重，容易延误诊断和治疗，所以一旦明确诊断应及时手术。

非手术治疗仅适合单纯性阑尾炎或有手术禁忌证的患者，保守治疗予以抗感染，补液营养支持为主。

七、阑尾炎中医治疗有何良方？

大黄牡丹汤加减，泄热破结，散结消肿，常用药物：大黄 12 克，牡丹皮 10 克，桃仁 10 克，冬瓜仁 30 克，芒硝 10 克，败酱草 10 克，薏苡仁 15 克。

第四章

骨科疾病的简效急救

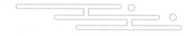

第一节　腰扭伤

一、什么是腰扭伤？

腰扭伤，通常称为急性腰扭伤，是外力突然作用于腰部肌肉、筋膜、韧带等软组织，使之受到过度牵拉而引起的急性撕裂伤，属于中医"筋伤"的范畴；是生活中常见的意外损伤之一，多发生于搬抬重物、弯腰或翻身等动作时，腰部肌肉突然强力收缩而诱发。急性腰扭伤会造成腰骶部肌肉的附着点、骨膜、筋膜和韧带等软组织撕裂。

二、哪些情况容易造成腰扭伤？

可因行走时滑倒、用力跳跃、躯干闪扭、跑步等动作而引起，此类原因多为肌肉、韧带遭受牵拉所致，一般损伤较轻；也可因高攀、提拉、搬抬重物的过程中用力过猛或姿势不正、配合不当，造成腰部的肌肉筋膜、韧带、椎间小关节与关节囊等软组织损伤和撕裂，此类原因造成的损伤相对较严重。

三、腰扭伤有哪些具体表现?

腰扭伤发生后,可立即出现腰部一侧或两侧疼痛,表现为持续性的剧痛,此时休息一般能够减轻不适,次日可因局部出血、肿胀,致腰痛更为严重;也有的扭伤当时自身未察觉,也并无明显痛感,还可以继续工作,在次日或隔夜才感到腰部疼痛,甚至难以起床。疼痛会伴有腰部活动受限,不能自由挺直,俯、仰、翻身扭转困难,静息时会稍微减轻症状,咳嗽、打喷嚏、大小便时可使疼痛加剧。站立时往往习惯用手扶住腰部,坐位时通常用双手撑于椅子,以减轻痛苦。医师检查时,伤者一般会有局部肌肉紧张、压痛及牵拉痛,但一般没有局部皮肤瘀血现象。

四、腰扭伤和腰肌劳损是一回事吗?

腰肌劳损,又称功能性腰痛或腰臀肌筋膜炎,是腰部肌肉及其附着点筋膜或骨膜的慢性损伤性炎症,是腰痛的常见原因之一。它和腰扭伤具有类似的腰部疼痛及腰部活动受限的症状,既有一定联系,又有区别。首先:腰肌劳损是一种慢性疾病,而腰扭伤是一种急性疾病;其次:腰肌劳损主要表现为腰部慢性的胀痛,尤其是劳动时会明显感觉明显加重,然而腰扭伤则表现包括腰部的持续性疼痛,当身体轻微动作如咳嗽、吃饭、上卫生间等都会引起疼痛加剧；再次：腰肌劳损发病因素一般是与腰部长期用力和弯腰动作等方面有关，而腰扭伤大多数情况是与运动方式不当导致的腰肌肉撕裂伤等有关；最后：腰扭伤治疗比腰肌劳损治疗周期较短些，恢复期也快，但腰扭伤如治疗不当，今后易反复发作形成慢性的腰肌劳损。

五、腰扭伤会不会导致骨折或瘫痪？

在临床上常见的腰扭伤是肌肉、韧带、筋膜等软组织的损伤，严重者可造成肌肉的附着点、骨膜、筋膜和韧带等软组织撕裂、嵌顿，一般不会合并发生骨折；但高龄（大于65岁）或绝经后妇女因骨质疏松，当腰部遭受暴力较大时，少数可能出现脊柱的棘突或关节突撕脱骨折，甚至脊柱椎体的轻微压缩性骨折。腰扭伤一般不会造成神经损伤，对大小便功能、下肢的感觉运动功能一般无远期影响。

六、腰扭伤该如何治疗？

腰扭伤后，急性期（1~2周内）应卧床休息制动，卧硬板床，站立、端坐、行走时尽量佩戴腰围或腰部支具保护，避免生活中的激烈运动。有条件就医者尽早就诊；腰部有压痛点明显者可在医院用糖皮质激素＋局麻药物做痛点封闭，并辅以针灸及物理治疗。回家后也可局部热敷，外用活血、散瘀、止痛膏药，疼痛剧烈者可家里备用如芬必得这一类止痛药物，或遵医师的建议。待症状减轻后，逐渐开始进行腰背肌功能锻炼。

七、平时怎样预防腰扭伤？

腰扭伤广泛存在于人们日常生活、工作、学习、社交的各个领域，了解腰扭伤的发生机制，加强平时的宣传，做到防患于未然。工人农民同志们，做到遵守工作和劳动规程，熟悉生产技术流程，控制连续工作劳动时间及强度，防止一味蛮干，尽可能改善劳动条件。工作劳动时一定要注意力集中，如集体搬抬重物时应有统一指挥，齐心协力，步调一致；掌握正确的劳动姿势，如搬抬重物时要尽量让胸、腰部挺直，髋膝部屈曲，起身应以下肢用力为主，站稳后再迈步，搬、提重物时应取半蹲位，使物体尽量贴近身体；加强劳动保护，在做扛、抬、搬、提等重体力劳动时应使用护腰带，以协助稳定腰部脊柱，增强腹压。若在寒冷潮湿环境中工作后（长时间吹空调），先洗个热水澡以祛除寒湿，消除疲劳。尽量避免以弯腰久坐姿势工作学习时间过长。老年朋友尽量不要弯腰拾物，可先缓慢蹲下靠近物品或寻求他人帮助。

八、急性腰扭伤中医治疗有什么方法？

①手法理筋正骨：松腰法、俯卧位斜扳法。

②敷贴法：应用活血化瘀、通络止痛类的中药膏药敷贴患处。

③中医辨证论治良策良方

辨证：肾虚气滞证。

治法：补肾强腰、理气止痛。

方名：桃仁杜仲汤。

辨证：湿热内蕴证。

治法：清热利湿、化瘀止痛。

方名：加味二妙丸加减、中成药二妙散、腰痹通。

辨证：气滞血瘀证。

治法：活血化瘀，行气止痛，舒筋解痉活络。

方名：解痉汤加味、身痛逐瘀汤加减、中成药七厘胶囊等。

九、腰扭伤针灸理疗有什么妙招？

①推拿手法。取穴：肾俞、志室、次髎、命门、居髎、环跳、委中、天应穴为主。操作：在天应穴（压痛点）先摩后揉，使之渐渐发热；然后在腰、臀、骶部及两腿膀胱经循行部位上实行推、拨、摩、拿、揉等手法，再接上述穴位，每个穴揉 30 次为一周，最后以摩法结束，每次操作 20 分钟，每日一次。

②艾灸法。取穴：阿是穴、肾俞、次髎。用艾条悬灸，

灸至皮肤潮红为度，每次 15 ~ 20 分钟，常在扭伤后 24 小时以后施灸。适用于素体虚弱的患者。

③拔罐疗法。取穴：肾俞、腰阳关、大肠俞、环跳及阿是穴拔罐，留罐 10 分钟。

肾俞：在脊柱区，第 2 腰椎棘突下，后正中线旁开 1.5 寸（图 3-14）。

次髎：当髂后上棘内下方，适对第 2 骶后孔处（图 4-1）。

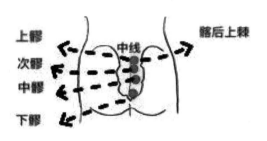

图 4-1　次髎穴

委中：位于腘横纹中点，股二头肌腱与半腱肌腱中间，即膝盖内侧中央（膝盖后面的直线中间叫作委中穴）（图 2-20）。

环跳：位于人体的股外侧部，人体侧卧时，微微屈股，环跳穴就位于股骨大转子的最凸点与骶管裂孔之间连线的外部三分之一与中部三分之一的交点部位（图 4-2）。

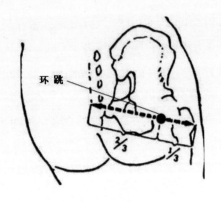

环跳

2/3   1/3

图 4-2　环跳穴

　　天应穴：又称阿是穴，别名不确定穴、天应穴、压痛点。

第二节　踝关节扭伤

一、什么是崴脚？

　　扭伤是人们生活中最常见的意外之一，之前探讨过腰扭伤的问题，而崴脚（踝扭伤）是全身骨关节中发生扭伤概率最高的。孩童的玩耍嬉闹、激烈的运动对抗、老人的步态不稳、日常散步行走的不慎踏空，均可以导致踝扭伤。踝部扭伤也是医院急诊外科和骨科接诊中常见疾患之一。为什么踝关节容易扭伤呢？因为踝关节是人体距离地面最近的负重关节，也是全身负重最多的关节，而且踝关节和肩关节都是人体最灵活、活动范围最大的关节，踝关节可以自由灵活地进行屈曲、背伸、内翻、外翻、内旋、外旋三个平面的复杂运动，相对而言踝部的肌肉韧带不如髋、膝关节那么强大有力，灵活性有余，但稳定性不足。踝关节的稳定性对于日常活动和体育运动的进行起重要的作用，如果早期失治误治，更会导致踝周韧带过度松弛，使踝关节失稳，之后更加容易反复扭伤。

二、崴脚后还可以走路是不是就一定没问题？

踝部一旦扭到，最直接的反应就是疼痛，然后才会根据扭伤的程度，看看是否会有肿胀或是瘀血青紫的情形。对于这种伤害，许多人不以为然，常常认为扭伤后如果还可以走路，就自行判断为"没事"，而忽视后续的处理。踝扭伤后，一般会损伤踝周的肌肉、韧带，常会合并有踝部、足跖骨的骨折，甚至脱位，而内外踝、足跗骨或跖骨基底部的撕脱骨折，骨块较小或没有移位的骨折，受伤当时可能仅仅表现为疼痛，局部的肿胀瘀斑都不太典型，甚至一部分伤者行走时自觉没有太多不适感，往往从心理上容易轻视这个扭伤。但踝扭伤后无论是骨折、脱位，还是韧带肌肉损伤，均应该妥善固定保护，及时就医确诊。若耽误处理，本来没有移位的简单骨折，不进行有效的固定保护，继续不当运动，导致骨折移位，后期就可能需要手术才能解决。急性的轻微韧带损伤，无固定保护下继续活动，可能发展为慢性的损伤，长期难以痊愈，常常旧疾未愈，新伤复发，形成习惯性反复扭伤，影响运动机能与日常生活。

三、踝关节扭伤后如何紧急处理？

扭伤后，应立即停止运动，若继续运动或行走可能会加重损伤。严重的踝扭伤可能导致骨折或脱位，需要及时去看医师。就诊前紧急处理的目标是尽可能地控制疼痛和肿胀，可参照如下原则进行，损伤后 48 小时内尽早实施以下措施：

①有效的保护：可以使用踝部支具保护，使伤处不受进一步伤害。

②休息（制动）：停止活动，避免患侧下肢负重。

③冷敷肿痛部位：（冰块、冰袋、冰镇矿泉水）10 ~ 15 分钟，每天多次（可每 2 ~ 4 小时一次），可配合局部使用小儿退烧贴，加强冷敷效果；冷敷可使血管收缩，减少出血，缓解疼痛，抑制肿胀，但注意不要让皮肤直接接触冰，可用毛巾隔离，避免冻伤皮肤。

④加压：可使用弹力绷带均匀加压包扎，可以阻止继续出血、预防严重的踝关节肿胀。但包扎后需要密切注意观察肢体远端的血液供应情况，防止包扎过紧。

⑤患肢抬高：尽量将小腿和踝关节抬起，高过心脏水平（比如，躺下并在腿下放置几个枕头）。正确的抬高下肢方法是：踝关节超过膝关节，膝关节超过髋关节，髋关节超过身体水平位（心脏水平）。

及时而有效的急救措施对于加快愈合十分重要。严重踝扭伤的患者，需经医师接诊后排除是否存在骨折脱位、是否需要配置拐杖或者石膏支具、是否需要药物治疗，由专科医师指导后续相关的治疗。

四、踝关节扭伤后可以按摩推拿吗？

踝关节扭伤后 48 小时内，处于急性出血肿胀发展的高峰期，这个阶段切记不要施予不当的推拿和按摩，更不宜热敷，这样会加重出血和局部肿胀。一般踝关节扭伤 48 小时急性期过后，如已就医并明确排除了严重的韧带撕裂或骨折脱位后，可适当进行按摩推拿辅助恢复。可在扭伤局部涂活血化瘀、消肿止痛的外用药（比如"云南白药药膏或气雾剂"），在损伤周围用拇指轻揉，以促进局部水肿、炎症的吸收，也可在损伤的局部用手掌施以擦法，以透热为度。手法按摩推拿具有舒筋活络、缓急止痛等功效，配合传统膏药外敷、针灸理疗也有较好的疗效。

五、预防踝关节扭伤有哪些注意事项？

①平时行走时，专注眼下的路，注意路面是否有湿滑或不平整、是否存在台阶落差、是否有容易引起意外的异物（如香蕉皮、障碍物）。

②有足部的异常构造（如扁平足）或曾经受伤过的足部，或者习惯穿高跟鞋的女性，比常人更容易扭伤脚踝，平时该类人群应具备相应的保护意识，才能防止伤病的发生。

③运动前，做好充分的准备工作。准备一双好的运动鞋，合脚且高度适宜，好的运动鞋可以增加踝关节的稳定性，提供足够的缓冲力，保证踝关节在运动中有很好的力学支持，并减少伤病的发生；对运动场地提前熟悉观察，才能在运动中有的放矢，规避风险；佩戴护踝，或可以用胶布，也可以用粘胶支撑带保护，目的是给薄弱的踝关节提供额外的支持保护和增加它的稳定性。

④运动前充分进行热身活动：热身活动可以让身体做好运动之前的准备，能对身体各个系统起到至关重要的调动作用。比如跳跃、腾空、弹性跳等热身，这些动作均有利于体能状态的调动，帮助肌肉、关节、肌腱、韧带做好运动之前的准备。其次加强训练身体柔软度、肌力及本体平衡感，增强肌肉的拉伸及肌肉力量，提高平衡能力。

⑤老年朋友注意多晒太阳，补钙，预防骨质疏松，日常

外出行走可自备手杖。

六、踝关节扭伤中医治疗有什么方法?

①手法治疗:急性期不主张进行手法按摩,恢复期或陈旧性踝扭伤患者,尤其是有血肿机化,产生粘连者,可施以牵引摇摆、摇晃屈伸等手法,以解除粘连,恢复功能。

②外用药:中医膏药:如七厘散、黄金膏等;或外用洗剂。

③主动练功:后期的主动踝关节功能锻炼。

④其他治疗:红外线、激光、小针刀、中药药包湿敷。

⑤中医辨证论治良策良方

初期:气滞血瘀证,宜活血化瘀,消肿止痛。可内服活血止痛汤(《伤科大成》)加减:当归15克,川芎10克,乳香10克,没药10克,红花10克,血竭3克(冲服),三七6克,赤芍10克,水煎服,每日一剂,一日两次。结合肿胀疼痛情况予以适当加减。外敷药:伸筋草15克,透骨草15克,姜黄12克,乳香、没药各10克,苏木15克,大黄15克。将上药研细末,用适量黄酒将其调成糊状并蒸熟,待温度适中时外敷患处。

中期:宜壮筋骨,和营血,祛瘀生新。可内服散瘀和伤汤(《医宗金鉴》)加减:木鳖子6克,红花10克,半夏9克,骨碎补10克,甘草9克,独活12克,桃仁6克,每日一剂,一日两次。外敷药：五加皮 20 克，红花 6 克，鸡血藤 20 克，香附 12 克，泽兰叶 15 克，当归 15 克，自然铜 10 克。将上药研细末，用适量黄酒将其调成糊状并蒸熟，待温度适中时外敷患处。

后期：筋脉失养证，宜舒筋通脉，温经止痛。可内服伤科舒筋汤（《中医伤科学》）加减：地龙 3 克，乳香 10 克，没药 10 克，甘草 10 克，陈皮 12 克，羌活 12 克，五加皮 10 克，木瓜 9 克，桑寄生 9 克，伸筋草 15 克，水煎服，每日一剂，一日两次。若自觉麻木、疼痛明显者，适当加减。外敷药：制川乌 6 克，制草乌 6 克，川芎 15 克，威灵仙 15 克，透骨草 20 克，青皮 15 克，五加皮 20 克，红花 10 克，羌活 12 克。将上药研细末，用适量黄酒将其调成糊状并蒸熟，待温度适中时外敷患处。

七、踝关节扭伤针灸理疗如何处理？

急性损伤期，出血、肿胀明显，宜用冰敷法，冰敷时间不超过 8 分钟。或在损伤局部加压包扎，防止出血过多。广泛悬灸足背青紫处 10 min，雀啄灸申脉、照海、解溪、商丘、昆仑、悬钟、阳陵泉、三阴交，每穴 2 ~ 3 min。

申脉：位于人体的足部外侧，外踝直下方凹陷中（图 4-3）。

昆仑：在外踝后方，当外踝尖与跟腱之间的凹陷处。

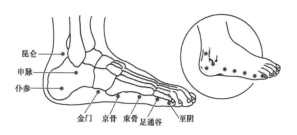

图 4-3　申脉穴、昆仑穴

照海：位于足内侧，内踝尖下方凹陷处（图 4-4）。

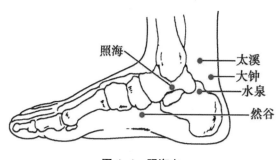

图 4-4　照海穴

解溪：在足背踝关节横纹的中点，两筋之间的凹陷处（图 4-5）。

商丘：位于内踝前下方凹陷中，当舟骨结节与内踝尖连线的中点（图 4-6）。脚面翘起，脚面连接小腿的筋内侧第一个凹陷处。

悬钟：位于人体小腿外侧，当外踝尖上 3 寸，腓骨前缘

（图 4-7）。

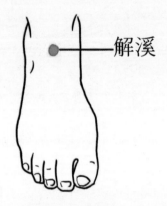

图 4-5　解溪穴

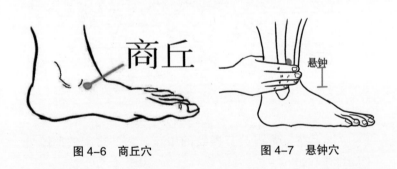

图 4-6　商丘穴　　　　　　图 4-7　悬钟穴

阳陵泉：在小腿部的外侧，腓骨小头前下方凹陷处（图 3-2）。

三阴交：位于脚内踝尖上三寸（四指）、内侧胫骨后缘的位置。此穴是足太阴脾经、足厥阴肝经、足少阴肾经三经交会之处，故名三阴交（图 2-21）。

第三节　小儿桡骨小头半脱位

一、幼儿的胳膊被牵拉后为什么容易哭闹？

随着城市人口的激增，带孩子已经成为新晋宝妈宝爸、爷爷奶奶、外公外婆们绕不过的话题，享受着天伦之乐，但同时也面临着烦恼困扰。有些家长有过这样的经历：孩子玩的时候没有站稳，快要摔倒时，身边的家长眼疾手快，迅速拉住了孩子的胳膊，孩子没摔着，但之后却一直哭闹，刚刚拉过的一侧胳膊也不愿意动，家长百思不得其解，只能带去医院看医师，医师询问情况摸了两下，孩子就破涕为笑了。这是为什么呢？这其实就是桡骨小头半脱位，又称牵拉肘，是婴幼儿常见的肘部损伤之一。好发年龄 1 ~ 4 岁，其中 2 ~ 3 岁发生率最高，约占 63%，男孩比女孩多见，左侧比右侧多见。5 岁之前的孩子，因肘关节处的桡骨小头尚未发育完全，周围的环状韧带较松弛，当受到纵向牵拉时就容易发生脱位，桡骨小头被拉至环状韧带的远侧，有时部分韧带卡在关节之间，孩子疼痛但不善于表达，伤侧的手腕不敢活动，主要表现方式就是哭闹。

二、怎样判断孩子出现了牵拉肘?

首先从原因去判断,如有以下情形:大人提拉孩子手臂上楼梯、台阶或走路;有时孩子翻身时上臂被压在躯干下;用双手牵拉孩子腕部走路时跌倒;穿脱衣服时由袖口牵拉幼儿腕部。再结合孩子的表现:脱位后孩子因肘部疼痛而哭闹,患侧肘部半屈曲,前臂不敢旋转和屈肘,不肯举起和活动患肢,桡骨头部位(即肘部外侧面)压痛,但外观没有变形或肿胀。

三、桡骨小头半脱位需要拍 X 光吗?

家长通过受伤原因,结合孩子表现判断分析,如考虑是出现了牵拉肘,既往若没有类似情况的处理经验,一般建议及时带孩子就医,常规就诊骨科或儿童骨科。幼儿桡骨小头为软骨,X 线检查该处不显影,故一般也是阴性结果,医师根据临床表现和病史基本可以确诊,不需要进行过多辅助检查。但如果孩子的受伤机制不是单纯的牵拉,或受伤暴力过大,或是经过多次手法复位,孩子仍有不舒服的表现。这个时候应该补充 X 片检查,注意与肘关节软组织损伤、肱骨外髁骨折、肱骨髁上骨折、桡骨小头骨折等相鉴别并排除。

四、桡骨小头半脱位怎样治疗？会不会留下后遗症？

桡骨小头半脱位伤势不重，但伤后也会影响孩子肘关节功能，绝大部分孩子需手法复位才能获得痊愈。但一般通过复位治疗后效果良好，无后续并发症发生，即便部分就诊不及时的孩子可能恢复时间会稍长，但同样无远期后遗症发生。此类手法复位，不用刻意牵引，不恰当的牵引反而容易使复位不成功。复位时不用麻醉，只需将肘关节从伸到屈的过程中来回轻柔旋转前臂，复位成功时可感觉到肘关节外侧有弹跳感。笔者曾有非医学类专业的朋友，自己孩子发生桡骨小头半脱位，第一次目睹医师复位后，之后他孩子又出现过 2 次牵拉肘，均是他自己在家给孩子复位。复位后肘部及前臂可活动自如，前臂上举无任何障碍，孩子哭闹停止，复位后可用三角巾或围巾悬吊患侧肘部 1 周，无须石膏固定。

五、桡骨小头半脱位应如何预防？

小儿桡骨小头半脱位的好发年龄在 1 ~ 4 岁，5 岁以后桡骨头逐渐长大，就不再容易脱出了。熟悉容易造成孩子桡骨小头半脱位的各种常见原因，家庭成员内部学习，平时生活中注意规避这些危险动作。具体要点：平时牵拉（提）

小儿时，尽量牵拉肘关节以上的部位；防止孩子在行走时跌仆；注意孩子翻身时候，避免胳膊被挤压的情况；成人与小儿嬉闹时应注意方法，不能单牵（提）手；穿衣服时应避免手部旋转位牵拉，应和衣袖同时拉扯。若出现可疑桡骨小头半脱位表现，有经验的家长可先尝试自行复位，若不成功则尽快到医院就诊。复位后注意保护，避免出现反复脱位，而形成习惯性脱位。

第四节　坐骨神经痛

一、坐骨神经痛＝腰椎间盘突出吗？

坐骨神经痛并非一个具体的疾病名称，它是以坐骨神经行径路线及分布区域疼痛为主要表现的一系列综合征。坐骨神经痛的绝大多数病例是继发于坐骨神经局部及周围结构的病变对坐骨神经的刺激压迫与损害，称为继发性坐骨神经痛；只有极少数病例是因为坐骨神经本身的原发病变而引起，比如坐骨神经炎，该病平时并不多见。

坐骨神经痛常见的表现：大多数为单侧疼痛，可伴有或不伴有腰、背痛；疼痛一般为持续性，也可是发作性，当腹部压力增加时（如咳嗽、打喷嚏、用力解大便）症状加重，也可沿坐骨神经行程路径放射性疼痛。坐骨神经干、小腿肌肉均有压痛存在；急性期由于疼痛，判断运动功能较为困难，可发现足下垂，小腿肌肉萎缩，小腿感觉减退或障碍，足跟的神经反射减低或消失，有时亦可正常。

腰椎间盘突出，是继发性坐骨神经痛最常见的原因。主要是因为腰椎间盘各个部分（髓核、纤维环及软骨板），尤其是髓核，随人们年龄增长及反复劳累，有不同程度的老化退变后，在外力因素的作用下，椎间盘的纤维环破裂，髓核组织从破裂之处突出（或脱出），一般是向后方突出，导致相邻脊神经根遭受刺激或压迫，而这些神经根共同组成了坐骨神经，从而产生腰部疼痛，一侧下肢或双下肢麻木、疼痛等一系列临床症状。多发于第 4 ~ 5 腰椎之间及第 5 腰椎和第 1 骶椎之间，约占 95%。有约 30% 病例有急性腰部外伤史诱因，多数患者发生于 20 ~ 40 岁，特征表现是慢性的腰背痛，而后出现一侧或双侧下肢的坐骨神经痛。除具有坐骨神经痛的一般症状外，还有腰背肌紧张，腰部活动受限，被动性的脊柱侧弯，病变部位的压痛等。

另外脊柱关节的退行性疾病、腰椎结核或肿瘤、梨状肌综合征等疾病也可引起坐骨神经痛。所以说坐骨神经痛不完全等同于腰椎间盘突出，但大多数坐骨神经痛病患，均源自腰椎间盘突出。

二、坐骨神经痛和腰肌劳损怎么区别？

腰肌劳损、腰椎间盘突出和坐骨神经痛均是医院骨科或脊柱外科门诊曝光频率极高的热门名词，非医学类专业的大众人群，很多会因"腰痛"而将这3个名词捆绑理解，混为一谈，但实际上他们的区分并不复杂。腰肌劳损是腰部肌肉及其附着点筋膜的慢性损伤性炎症，是腰痛的常见原因之一，主要症状是腰或腰骶部两侧的肌肉部位胀痛、酸痛，反复发作，并且在腰部两侧按压时，还会有明显的压痛，在弯腰活动时，疼痛会有加重，疼痛会随气候变化或劳累程度而变化，如日间劳累加重，夜间休息后可减轻，X片等检查一般无异常改变。坐骨神经痛则是主要继发于腰椎间盘突出，主要症状也有慢性腰部疼痛，但会伴有一侧或双侧下肢的坐骨神经痛，疼痛可放射至足跟足底，可同时伴有麻木，CT和核磁共振等影像资料一般可有异常阳性发现。所以腰肌劳损和坐骨神经痛，从致病原因、疼痛部位、伴随症状来看是有根本区别的。

三、坐骨神经痛会不会引起瘫痪？

坐骨神经痛大多数继发于腰椎间盘突出，其疼痛范围主要限于坐骨神经分布区：大腿后部、小腿后外侧和足部，疼痛剧烈的患者可呈特有的姿势，如腰部屈曲、屈膝、脚尖着地。若病变位于神经根时，腹部（椎管内）压力增加（咳嗽、喷嚏、用力排便）时疼痛加重。肌力减退的程度可随病因、病变部位、损害程度的不同而不同，严重者可导致坐骨神经所支配的肌肉全部或部分肌力减弱或瘫痪。当严重的腰椎间盘突出、脱出，压迫神经根或脊髓，坐骨神经痛合并了大小便障碍，则提示病情非常严重，需要尽快就医。如果坐骨神经痛对药物、注射等保守治疗手段无效，就需要考虑手术治疗：切除部分椎间盘或骨性结构来解除对神经的压迫。如果患者没有得到及时正确有效的治疗，当神经根或脊髓持续受到压迫充血水肿，坐骨神经区的支配功能就会减退，肌肉也会慢慢地萎缩，逐渐导致瘫痪。

四、日常怎样预防坐骨神经痛？

腰椎间盘突出是在脊柱退行性病变基础上劳累、负重积累所致，反复的劳累积累又加重椎间盘的退变，因此平时预防的原则就在于减少各种劳累的积累。睡觉的床不宜太软，仰卧入睡者可在腰后适当垫软枕，防止腰过屈；长期伏案久坐工作者（如公司文职或职业驾驶员），要有良好的坐姿，需要注意桌、椅高度，定期调整改变姿势，腰后可垫腰托以支撑；工作中需要经常弯腰动作者，应定时伸腰、挺胸活动练习，缓解腰部肌肉紧张，可使用宽的腰带或腰围保护。平时应加强腰背肌锻炼，增加脊柱的稳定性，防止失用性肌肉萎缩带来不良后果。生活中如需弯腰取物，最好先靠近目标物体，采取屈髋、屈膝下蹲方式拾取，减少对腰椎间盘后方的压力，防止意外腰扭伤后诱发坐骨神经痛。

五、坐骨神经痛如何治疗？

非手术疗法：即保守治疗。继发于腰椎间盘突出的坐骨神经痛，大多数可以经非手术治疗缓解，但随年龄增长及劳累积累，也较容易复发。其治疗原理并非将退变突出的椎间盘回复原位，而是改变椎间盘组织与受压神经根的相对位置，以减轻对神经根的压迫，松解神经根的粘连，消除神经根周围的炎症，从而缓解症状。非手术治疗主要适用于：年轻、初次发作或病程较短者；经休息后症状可自行缓解者；行走无典型跛行者。具体方法如下：

①卧硬板床休息，症状初次发作时，应严格卧床休息，最好大、小便均不应下床或坐起，但该法较难坚持。卧床休息 2 周左右，可以佩戴腰围尝试起床活动，2 ~ 3 个月内不做深度弯腰动作。缓解后，应加强腰背肌锻炼，以减少复发的概率。

②牵引治疗：多采用骨盆牵引，可以使椎间盘突出部分回纳，减轻对神经根的刺激和压迫，但此治疗需要在专业骨科医师指导下进行，牵引过程中若有症状加重的不适感，应及时停止治疗。

③中医的针灸、理疗和推拿：均可缓解肌肉痉挛，减轻椎间盘内压力，但注意暴力推拿按摩可能导致病情加重，应慎重采用。

④药物治疗：对症止痛、消肿脱水、营养神经、缓解肌肉痉挛及外用药。

⑤皮质激素注射封闭：皮质激素是一种长效抗炎剂，封闭可以减轻神经根周围炎症和粘连。

⑥经皮髓核切吸、髓核激光气化、臭氧消融。

通过特殊通道器械在 X 线透视下进入椎间隙，将部分髓核绞碎吸出或用激光气化或臭氧消融，从而达到减轻椎间盘内压力而缓解症状目的，适合于椎间盘轻度突出的患者。

手术治疗：手术适合于经严格保守治疗无效或保守治疗有效，但经常复发且疼痛较重者；或首次发作的青壮年，因疼痛剧烈，难以行动和入睡，处于强迫体位，已严重影响正常工作生活的；或出现神经根麻痹，伴有肌肉萎缩、肌力下降，行走跛行的。手术方法有传统的经腰背部切口开放手术，也有经皮椎间孔镜等微创技术。

六、坐骨神经痛的中医治疗有何良策良方？

①风寒湿邪，闭阻经络

临床表现：下肢疼痛，活动或受凉后加重，呈持续性钝痛或伴阵发性加剧，疼痛可呈烧灼或刀割样，夜间尤甚，肌肉麻木不仁，舌质淡、苔薄白，脉弦紧。

治法：祛风胜湿，温经散寒。

方药：小活络丹加减：川芎 12 克，草乌 12 克，桂枝 13

克，细辛 3～5 克，胆南星 13 克，乳香 12 克，没药 12 克，乌梢蛇 13 克，汉防己 35 克，怀牛膝 16 克，宣木瓜 13 克，赤芍 13 克，防风 13 克，全蝎 7 克。腰痛加川续断、杜仲强腰固肾止痛。

②气虚血瘀，脉络阻滞

表现：一侧腰腿作痛，疼痛绵绵不已，时轻时重，下肢麻木，屈伸不利，痛点不利，痛点固定不移，入夜尤甚。舌质紫黯，脉多弦涩。

治法：益气活血，养血通络。

方药：桃红四物汤加减：独活 12 克，桑寄生 13 克，川牛膝 25 克，当归 13 克，川芎 25 克，黄芪 25 克，鸡血藤 35 克，桂枝 10 克，乌梢蛇 25 克，乳香 10 克，投药 10 克，桃仁 10 克，红花 12 克，元胡 12 克，威灵仙 35 克，甘草 4 克。

③肝肾亏虚，寒湿侵袭

表现：一侧腰腿作痛，咳嗽、喷嚏、用力排便时疼痛加剧，伴小腿麻木、发凉，畏寒喜温，舌质淡，苔薄白，脉沉或沉细。

治法：温肾养肝，疏风散寒，祛湿通络。

方药：独活寄生汤加减：桑寄生 35 克，炒杜仲 13 克，独活 13 克，细辛 3.5 克，当归尾 13 克，赤芍 13 克，桂枝 13 克，乌梢蛇 13 克，生薏苡仁 25 克，制附子 13 克，怀牛膝 13 克，防风 12 克，熟地 25 克。疼痛较甚者酌加乳香、没药以活血止痛，腰痛加川续断、杜仲以强筋壮骨。

七、坐骨神经痛针灸理疗有什么妙招？

选择环跳、居髎、风市（图4-8）、阳陵泉、足三里、委中、承山和昆仑等穴位，每次针灸30分钟，并联合其他方法，如艾灸、拔罐、电针等综合治疗。

环跳：环跳穴属于足少阳胆经，环跳穴位于人体的股外侧部，侧卧屈股，当股骨大转子最凸点与骶管裂孔连线的外三分之一与中三分之一交点处。

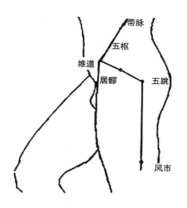

图4-8　环跳穴、居髎穴、风市穴

按摩环跳穴的方法：两手握拳，手心向内，两拳同时捶打两侧环跳各50下或者两手抱两膝后再伸直，以此反复，一伸一屈共做50下。

居髎：髂前上棘与股骨大转子最凸点连线的中点处。

风市：在大腿外侧部的中线上，当腘横纹上7寸。或直立垂手时，中指尖处。

足三里：在下肢，膝关节下三寸，胫骨粗隆旁开一横指，也是用手指指腹的部位，按揉相应的穴位，3～5分钟。以肢体局部的胀、麻感觉为度（图2-16）。

委中：委中穴在腘窝正中，有腘筋膜，在腓肠肌内、外头之间（图2-20）。

承山：在小腿后面正中，委中与昆仑之间，当伸直小腿或足跟上提时腓肠肌肌腹下出现尖角凹陷处。承山穴有简便取法，把小腿绷直以后会发现腿上有腓肠肌，两个肌腹之间有个凹陷，凹陷的顶端是承山穴（图4-9）。

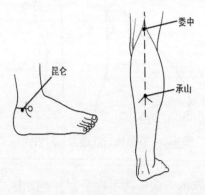

图4-9　承山穴、昆仑穴

昆仑：在足部外踝后方，当外踝尖与跟腱之间的凹陷处（图 4-9）。

第五节　骨折

一、生活中您需了解哪些常见的骨折知识？

什么是骨折？骨折是指骨结构的连续性完全或部分发生断裂。各个年龄层次的人群均可发生骨折，日常生活中可能导致骨折的危险因素也无处不在。发生骨折的主要原因主要有三种情况：①直接暴力：暴力直接作用于骨骼某一部位而致该部骨折，使受伤部位发生骨折的同时，常伴有不同程度软组织损伤。如交通事故中车辆的直接撞击、碾压肢体；激烈体育运动比赛中的对抗冲撞躯体；因外人或自然意外被钝器直接敲砸打击；高空坠落直接与地面接触摔伤脊柱和骨盆；不慎跪地时膝盖处髌骨直接粉碎骨折等。②间接暴力：间接暴力作用时通过纵向传导、杠杆作用或扭转作用使受伤部位的远处发生骨折，如从高处跌落足部先着地时，躯干因重力关系急剧向前屈曲，胸腰脊柱交界处的椎体发生压缩性或爆裂骨折；意外摔倒时，手保护性撑地，冲击力传导致腕部骨折；行走踏空、滑倒时足踝部扭伤，出现的踝关节和足部骨折。③积累性劳损：长期、反复机械、轻微的直接或间接损伤可致使肢体某一特定部位骨折，又称疲劳骨折，如远距离行走导致的足部骨折。临床多见伤者常为单一部位骨折，少数为多发性骨折。

骨折治疗最终目的是使受伤肢体最大限度的恢复功能。因此，在骨折治疗中，始终遵循复位、固定、功能锻炼这三个基本原则。

①复位：是将骨折后发生移位的骨折断端重新恢复正常或接近原有解剖关系，以重新恢复骨骼的支架作用，复位的方法有闭合手法复位和手术中复位。

②固定：骨折复位后，大多数是不稳定的，容易发生再移位，因此要采用不同的方法将其固定在满意的位置，使其逐渐愈合。常用的固定方法有：中医传统小夹板、杉木皮，西医石膏绷带、外固定支架、骨骼或皮肤牵引制动固定等，这些固定方法称为外固定。如果通过手术切开用钢板、钢针、贯穿骨髓的髓内针、螺丝钉等固定，则称为内固定。

③功能锻炼：通过受伤肢体肌肉收缩，增加骨折周围组织的血液循环，促进骨折愈合，防止肌肉萎缩，通过主动或被动活动未被固定的关节，防止关节粘连、关节囊挛缩等，使受伤肢体的功能尽快恢复到骨折前的正常状态。经及时正确地处理，多数骨折伤者能恢复原来的功能，少数会有不同程度的后遗症。

④药物和饮食对骨折的治疗，有一定的辅助、促进作用，但不起决定性作用。

二、怎样初步判断伤者是否有骨折？

判断是否骨折，专科医师有三大原则：①畸形：骨折断端移位可使患肢外形发生改变，主要表现为缩短、成角或旋转畸形。②异常活动：正常情况下，肢体不能活动的部位，骨折后出现了不正常的活动。③骨擦音或骨擦感：骨折后两骨折断端相互摩擦时，可产生骨擦音或骨擦感。具有以上 3 个骨折特有体征之一者即可考虑为骨折。但值得注意的是，有些骨折，如裂缝骨折（平时人们喜欢称为骨裂）、紧密的嵌插骨折、踝骨小撕脱骨折、足部的疲劳骨折、轻微的脊柱骨折和骨盆骨折，没有上述 3 个典型的骨折特有体征，医师多需要在询问病史后，常规进行 X 线平片检查，以便确诊或排除。但普通的民众、非医学专业人士，如果自己和身边朋友不小心受了伤，又不方便短时间立即去医院检查，该如何简单的判断有没有骨折呢？

①受伤局部瘀血肿胀的严重程度。

骨折后，由于骨折断端的血管受到损伤，形成皮下瘀血，骨折断端就会有肿胀的现象。如果骨头的位置比较表浅，皮下脂肪比较少（如脚踝、手腕处），伤后很快就会发现大片明显的暗红色或紫色的瘀血瘀斑，同时还会伴有比较明显的疼痛。肿胀的越严重、瘀血越多，骨折的可能性就越大。

②疼痛的剧烈程度和持续时间。

单纯软组织损伤的疼痛，受伤后的 2 ~ 3 天开始缓解，受伤 1 周后疼痛感会明显缓解，疼痛感呈"从高峰逐渐下降"的趋势；骨折的疼痛不仅不会在 2 ~ 3 天内缓解，更可能会加重，持续一周以上。所以有外伤史或高强度劳动、运动史的，疼痛超过一周没有减轻，建议还是去医院检查一下，普通经济实惠的 X 光平片即可初步筛查。

③受伤后出现畸形、异常活动甚至骨头之间出现摩擦的声音。

这就是专科最典型的症状。如果受伤时听到明显的响声，或者受伤后局部肢体发生了不正常扭转或弯折，那么极有可能是骨折。

④中老年人是特例，尤其要小心。

中老年人是个特殊的群体，尤其是中老年女性，绝经后雌激素分泌水平下降，这类人群更容易发生较为严重的骨质疏松。对于严重骨质疏松人群来说，往往一个不起眼的动作都会引起骨折。很多老人家有时咳嗽、吐痰、扭腰、久坐后突然起身，都能把胸腰椎的椎体搞成压缩性骨折。另外，中老年人神经系统退化，他们往往对疼痛并不十分的敏感，这就很容易让一些细小的骨折不能得到及时有效的发现和治疗。所以，对于这类特殊人群，有疑似某动作后出现了疼痛或活动不便，就一定要去医院做相关检查排除骨折，不要存在侥幸心理。

三、骨折的现场急救该怎么办？

骨折通常分为闭合性和开放性两大类。闭合性骨折指皮肤软组织相对完整，骨折断端没有和外界接触；开放性骨折则是指骨折断端已经与外界相通。全身各个部位都可发生骨折，其中最常见的为四肢骨折，还有脊柱骨折和骨盆骨折。一旦怀疑有骨折，应尽量减少伤处活动，积极合理地进行现场救援处理，并尽快联系专业医务人员转运至医院。严重的骨折损伤现场，急救的首要原则是抢救生命：如发现伤员心跳、呼吸已经停止或者濒于停止，应立即进行胸外心脏按压和人工呼吸；昏迷的伤员应保持其呼吸道通畅，及时清除口咽部异物；伤员如有意识障碍可尝试针刺或手掐人中、百会等穴位。开放性骨折伤口的止血等处理：一般可用消毒纱布或干净毛巾加压包扎伤口止血，以防止伤口继续暴露，严重出血者若有条件可使用止血带止血，止血带每隔半小时应放松 1 次（每次放松 30 ～ 60 秒钟），以防止肢体缺血坏死。伤口表面的异物要去除，外露的骨折断端不要随意推入伤口，以免污染深层组织。现场如有条件，可用消毒液冲洗伤口后再包扎、固定，如无条件，则不要盲目冲洗，如误将污染物带入体内，甚至骨髓，导致伤口感染概率增加和诱发骨髓炎。现场正确固定伤肢，减少伤员的疼痛，同时也便于伤员的转运。急救的固定只是暂时的，应力求简单而有效，不要求对骨折进行准确复位，盲目的复位还可能造成继发性损伤，开放性骨折有骨折断端外露者不宜复位，以免受污染的骨折端回缩引起深部感染，而应原位固定。急救现场可就地取材，如木棍、板条、树枝、枪支、手杖或硬纸板都可作为固定器材，其长短以固定住骨折处上下两个关节为准。如找不到固定的硬物，也可用布条直接将伤肢绑在身上，骨折的上肢可固定在胸壁上，使前臂悬于胸前；骨折的下肢可同健肢捆绑固定在一起。经现场救护后，应将伤员迅速、安全地转运到医院救治，转运途中要注意动作轻稳，以减少伤员的疼痛，注意保暖。没有医疗经验或经过急救培训的人员不要随意给伤者用药，以免干扰医师的后续判断和增加治疗难度。

四、脊柱骨折如何正确搬运？

搬运指南：脊柱骨折是所有人听起来都会觉得很严重的伤病，脊柱是人体的支柱，有负重、保护等诸多功能，现实中不容有闪失。脊柱骨折（颈椎、胸腰段）生活中不少见，高空坠落伤、意外车祸伤是最常见原因，一般损伤累及脊髓，可能造成肢体瘫痪，后果均很严重。即便有的脊柱骨折当时并未造成脊髓损伤，但若现场处理不当，或者不合理的搬运方法，就可能产生继发性的脊髓损伤，诱发或加重瘫痪，给伤者造成无法弥补的损失。所以当发现疑似脊柱骨折的，现场的正确处理和合理搬运就显得尤其重要。正确的搬运方法包括以下几种：第一种，将伤者平托至门板上，使脊柱处于水平状态，不要有任何弯曲或者扭曲。第二种，可以应用医疗担架，这个时候也是将伤者平托至担架上面，担架固定后进行转移。一定要用硬质担架，绝不能使用帆布软担架。第三种，如果没有门板或者硬担架，这个时候可以用树枝，将树枝捆绑成床板一样的形状，然后再将伤者平托至上面。无论是哪一种方法，主要的原则是要平托，2～3人分别用手托住伤者的头、肩、臀、下肢，动作一致的将伤者托起，脊柱不要有任何的弯曲，绝不能一人抱头、一人抱脚，不一致的搬动。对于颈椎骨折的伤者，还需要专门一人固定托扶头部，略沿身体纵轴做向上牵引；躺到门板或硬担架上以后，可用沙袋或折好的衣服放置于颈部两侧固定。疑似胸腰椎骨折的伤员，转运途中可让其取俯卧位，胸部略微垫高。转运期间，伤者绝不能活动及负重。

五、骨折石膏或夹板固定后有哪些注意事项？

石膏和夹板固定是骨折保守治疗的最经典的常用方法，简单实用，大多数伤者不需要住院，可回家休养。但石膏或夹板的固定也绝不是万无一失的。第一：石膏、夹板均属于外固定方式，其固定的强度和稳定性始终不如钢板、螺钉这些内固定材料，遇到一些关节部位的复杂骨折，即便开始是无移位或轻微移位的骨折类型，但也可能因为骨折处周围肌肉的不自主收缩、外固定的相对局限性，导致在固定治疗期间，骨折发生再次移位或本来不错的复位位置丢失；第二：石膏、夹板固定需要对局部肢体有一定的约束和压迫，约束不够会造成固定不稳，但约束和压迫太过，加之骨折早期局部的软组织肿胀，可能出现固定的肢体远端血液循环障碍，如观察处理不及时，可能造成不可逆转肢体远端缺血性坏死，严重影响今后的功能。所以石膏、夹板固定后，患者应严格按照医师嘱咐的要求去做，及时发现潜在的问题，规避风险。

石膏、夹板固定后，尽量避免挤压、磕碰，尽量保持石膏和夹板的清洁和干燥；下肢部位的石膏、夹板固定，应避免过早负重行走，以免外固定松动、断裂，影响固定效果，甚至可能造成二次伤害；石膏或夹板固定后（特别是3天内），密切观察肢体末端的血运感觉情况：如出现手（足）肢体远端异常的肿胀、麻木、疼痛，或手指（足趾）甲的异常青紫瘀斑、苍白等远端血液循环障碍疑似情况时，应立即重视，随时去就近的正规医院骨科或急诊科复查，但切忌不要自行解散或拆除石膏夹板。石膏、夹板固定1~2周后，随着肢体肿胀的消退，外固定可能出现松动、固定不牢靠的情况，此时可去医院门诊复查，依据专科医师的意见，重新绑扎或更换外固定。对于某些特殊部位骨折的石膏固定，治疗周期内是否需要调整更换，结合实际伤情由专业医师判断。

六、老年人髋部周围骨折，家属如何认知？

警惕"人生的最后一次骨折"。以这句话作为开场白，是想让大家对骨折的危害性有个初步的了解。骨折会导致死亡吗？显而易见，也会。比如高空坠落伤导致重型颅脑外伤合并多处骨折，又比如严重车祸伤大失血休克合并有肢体多处严重骨折，这类伤者多病情凶险，死亡率很高，但是这类伤者除骨折外，导致其死亡的直接原因却是颅脑损伤、大出血休克等更危急的重症。单纯的某个部位、没有出血伤口的骨折会致命吗？答案依然是"会的"。

就有这么一类骨折，对老年人伤害性极高，国内外的数据显示，这种骨折发生后卧床一年，老年人的存活率仅有50%，一般的单纯骨折最多就是落下后遗症，行动不方便，很少会引起死亡。究竟是什么样的一种骨折如此凶险呢？被称为"人生最后一次骨折"的老年髋部骨折。何为髋部骨折？这是按照骨折发生的大体部位定义的，基本上是两大类，即股骨颈骨折和股骨粗隆间骨折。这是老年人最常见的两类骨折。

老年髋部骨折为何如此凶险？一方面来自它的高发病率。由于老年人常患有骨质疏松症，不像年轻人那样髋关节周围有着坚实的肌肉和韧带加强。当一脚踩空，发生摔倒、滑倒，身体扭转倒地，股骨近端就很容易受到损伤，造成髋部骨折，甚至有严重骨质疏松的老人，坐在椅子上起身时稍微不慎用力，就发生了髋部骨折。平时常说"老年人怕摔"就是这么一个道理。另一方面则来自于治疗难度。一般治疗骨折有手术治疗和保守治疗两种。但无论哪种方法对于老年髋部骨折来说都不是尽善尽美的。

首先说手术治疗，目前骨科界达成的共识，老年髋部骨折，在符合手术指征的前提下，应尽量优选手术治疗。甚至越来越多的证据支持老年髋部骨折手术应尽早进行，在伤者受伤住院后 48 小时内手术治疗效果最佳，可以减轻疼痛、降低并发症发生率、缩短住院时间，而延迟手术会增加患者死亡率。但是，由于多数老年患者往往存在冠心病、高血压、糖尿病、呼吸衰竭等基础疾病，这些因素的存在都会直接增加手术及麻醉的风险，影响术后恢复进程，干扰医师和患者、患者家属之间对治疗计划的抉择。

对于老年髋部骨折，保守治疗绝对不是一个好的选择。有一种说法：髋部骨折本身不致命，最终危及生命的往往是骨折后长期卧床的并发症。髋部骨折后患者因疼痛不敢活动，不敢翻身，甚至不敢深呼吸。因惧怕排便、排尿引起的疼痛，有意无意地减少食物和水分的摄入，常见以下 4 大并发症：

①坠积性肺炎、肺部感染：髋部骨折的老年患者卧床后呼吸减弱，由于疼痛等更不愿主动咳嗽咳痰，甚至不敢做深呼吸动作，痰液不能顺利排出，容易导致肺部感染，这是高

龄髋部骨折死亡的主要原因。

②泌尿系感染：老年人抵抗能力差，伤后饮水不足，容易发生泌尿系感染。

③压疮：由于髋部骨折后保守治疗需长期卧床，无论是住院治疗还是回家休养，长期卧床老人的护理要求很高，子女、护工难以达到要求。而老人因为骨折后的疼痛惧怕翻身移动，肢体骨头突出部位长时间和床面接触，极容易发生压疮感染。

④下肢深静脉血栓：长期卧床不活动使得血流减慢，再加上饮水减少、血液浓缩，若老年人患有高血压、高血脂、糖尿病等慢性基础病，血管条件不好，很容易发生下肢静脉血栓。血栓不仅可造成下肢肿胀、疼痛，而且血栓脱落后随循环系统游走，可能引起脑梗塞、肺栓塞、心肌梗死等高致死性疾病。

上述4大并发症使得老年髋部骨折1年病死率超过50%。

相信现在大家对老年髋部骨折的危害性已经有了初步的认识，无论什么疾病，提前采取措施干预，往往是最佳的方法，人们可以采取哪些措施来预防老年髋部骨折呢？之前说过骨质疏松使老年人更容易发生髋部骨折，因此可以采取一些措施来预防骨质疏松。①注意补钙。老年人一定要注意补钙，但是仅仅补充钙剂是不够的，同时还应摄入包括维生素D在内的多种维生素，补充维生素D最简单的方法就是晒太阳。②适当运动。 运动可以增加和保持骨量，促进钙在骨组织的沉积，是维持骨量减缓骨质丢失的最好办法。适合老年人运动锻炼的方式包括散步、各种保健体操、游泳等，推荐的运动量是每天半小时左右。③抗骨质疏松的药物，在医师指导下合理使用。④防摔倒。这是预防老年髋部骨折的重点。雨雪天气路滑老人尽量不出门以避免摔倒；老人外出习惯配置一根手杖，必要时可以保护；在卫生间、浴室、厨房等易滑的地方放置防滑垫；高龄老人尽量不要独居。

七、骨折的中医分期辨证论治有何良策良方？

骨折早期：骨折后 1 ~ 2 周，骨折局部肿胀疼痛明显，骨折断端容易发生再移位，筋骨脉络可反复损伤，气血受损、血离经脉、恶血留滞、壅塞于经道、气滞血瘀、经络受阻。故而骨折早期以瘀血为主要表现，治疗以活血化瘀，消肿止痛为主。 ①攻下逐瘀法。"留者攻之"，且瘀血不去新血不生，故伤后瘀血停积者可用此法，常用方剂有桃核承气汤、鸡鸣散、大成汤等。此类方药攻下峻猛，对老年体弱、失血过多、气血亏虚、妇女妊娠、产后、月经期间应禁用或慎用。②行气活血法。"结者散之"，对于气滞血瘀、局部肿痛、无里实热证或宿伤而有瘀血内结者可用此法，常用方剂以活血化瘀为主的有复元活血汤等；行气为主的有柴胡疏肝散；行气活血并重的有膈下逐瘀汤等。③清热凉血法，包括清热解毒与凉血止血。因损伤引起的气血错经妄行、创伤感染、火毒内攻、热邪蕴结或壅聚成毒等证宜用本法，常用清热解毒方剂有加味犀角地黄汤、五味消毒饮；凉血止血方剂有十灰散、四生丸、小蓟饮子等。④补气摄血。严重创伤骨折常失血较多，多见气随血耗、气血俱损，故宜"散者收之""损者益之"，当补气摄血、益气统血，代表方剂为独参汤，常用于骨折创伤失血较多见面色苍白、四肢发凉、心烦口渴、冷汗自出、神疲眩晕、多为失血后气血虚衰、亡阴亡阳之危急重证。⑤开窍通关法。以治疗创伤后气血逆乱、气滞血瘀、瘀血攻心、神昏窍闭等危重症。分别采用清心开窍法、豁痰开窍法、辟秽开窍法等治法，常用方剂有苏合香丸、安宫牛黄丸、紫雪丹、玉枢丹、行军散等。

骨折中期：指伤后 3~4 周，骨折处疼痛减轻，肿胀消退，一般软组织损伤已修复，骨折断端也初步稳定，原始骨痂已逐步形成。虽有瘀血，但攻下又恐伤正气，故以接骨续筋为主。①和营止痛法。此法具有调和营血、理气止痛、祛瘀生新之功用，适用于骨折中期仍有瘀滞、气滞、肿痛未尽，而续用攻下之法又恐伤正气者。常用方剂有和营止痛汤、七厘散、正骨紫金丹。②接骨续筋法。此法用于骨折中期骨位已正，筋已理顺，筋骨已有连接但未坚实，尚有瘀血未去者。常用方剂有续骨活血汤、新伤续断汤、接骨紫金丹等。③舒筋活络法。本法主要是使用活血药与祛风通络药，并加理气药以宣通气血、消除凝滞、舒筋通络，适用于骨折中期见血气未畅、筋膜粘连，或兼风湿、筋络挛缩、强直、关节屈伸不利者，常用方剂有舒筋活血汤、蠲痹汤等。

骨折后期：骨折1个月以后（即修复后期），一般已有骨痂生长，骨折断端也较稳定，为使脏腑气血趋于平和，促进骨折部骨痂的不断生长，故后期治疗以壮筋骨、养气血、补肝肾为主。①补气养血法。本法是使用补气养血药物，使气血旺盛而濡养筋骨，无论是外伤筋骨还是内伤气血，以及长期卧床不能经常活动，日久致气血亏损，皆宜采用补气养血法。中气不足、脾胃虚弱者，以四君子汤类补气；血虚为主者，以补血为主，方以四物汤为代表；气血俱虚者，宜八珍汤气血双补。②健脾益胃法。损伤日久、耗伤正气、益补脾胃、化生气血，常用方为归脾汤等。③补益肝肾法。肝主筋、肾主骨且肝肾同源，补肝肾可壮筋骨，常用补肾壮筋汤、左归丸、六味地黄丸等。④温经通络法。本法使用温热的祛风、散寒、除湿药物，佐以调和营卫或补益肝肾之药，以祛除留注于骨节经络的风寒湿邪。适用于骨折后期，风寒湿邪乘虚而入，侵袭经络、骨节，留而成痹者，常用方为麻桂温经汤。

第六节　肢体离断伤

一、什么是肢体离断伤?

肢体离断伤，顾名思义就是指人的躯体因外部原因导致断开分离，从而破坏了人体正常器官系统的运转，造成人体功能的丧失，甚至直接危及生命。古时候的刑法斩首、腰斩，就是直接让人的头颅和躯干离断，这都将直接威胁人的性命，几乎连救治的机会都没有。而医务人员面对最多的肢体离断，是四肢或手足的离断伤，这类损伤虽然也来势凶险，但不会立即致命，合理的急救可以尽可能挽救伤员的肢体功能。肢体离断伤可分为完全离断和部分离断。完全离断是指肢体完全离体，无任何组织相连。这种创伤大都由切割性或撕裂性损伤所致，常见如车床、利器、电锯等引起的损伤，少见的原因如重大车祸导致肢体被严重碾压后离断，或被猛兽撕咬后离断。还有一种情况是受伤后断肢外观还有少数组织和机体相连，从表面上看虽然有少量皮肤或肌肉组织将断肢与机体相连，但实际上这部分离断肢体已无血液供应和神经支配，已成为毫无活力的组织，在医院急救清创时必须将这部分无活力组织切除，所以，临床上医师将这种类型的损伤也包括在完全离断伤之内。与完全离断的区别是肢体大部分已经断离，断面有骨折或脱位并伴随有血管神经断裂或血栓形成，但残留肢体仍有一定活力，称为部分离断。

二、肢体离断伤的现场如何紧急处理？

碰到肢体完全离断或大部分离断的伤员，千万不要惊慌，尽量保持头脑冷静。首先对伤员进行全身检查判断，询问伤员的意识状态，有没有休克昏迷，能不能应答，有无心跳呼吸停止，再查看有无其他部位的合并损伤。如有意识丧失、昏迷休克、不能应答、心跳呼吸停止等很严重的情况，要迅速拨打120求救，如本人具备一定的心肺复苏等急救知识，可立即就地抢救争取时间，等待救护车到来，不要因为肢体的离断而忽略了其他危及生命的损伤。针对肢体离断，可有条不紊地按以下流程紧急处理：

①止血：一般来说，完全离断肢体残端的血管，大都会自行回缩，闭塞止血，所以对无明显出血的断肢残端，即可用干净的棉制品在出血部位加压包扎即可，既有效可靠，又不会带来不良后果。对损伤残端有大动脉而有活跃的喷射性出血时，现场如果有止血钳或止血带类专业物品可合理使用，但夹血管时要尽量少夹，以利于后期断肢再植时的血管吻合。如抢救现场无止血钳或止血带等物品，也不能用手帕、皮带、皮管等捆扎在断端的上方，这样不仅不能止血，反而阻止静脉回流加重出血，有的甚至会造成肢体远端

坏死。

②包扎：防止进一步被污染，使伤口不要再受到外界细菌的侵入。

完全离断肢体的远端，可使用无菌敷料或用清洁的布料、棉制品、毛巾等包裹。千万不可在伤口上涂抹紫药水、药粉、烟丝之类的物品，这样会影响医师正确判断伤情。如现场离医院较远，转运的时间较长或在炎热的季节，为了减慢离断组织的代谢和细菌繁殖，肢体应保存在相对低温的环境中。

③固定：防止二次损伤。

当肢体发生骨折不完全离断时，若不固定，任其随意活动就可使原来未损伤的血管神经发生损伤。在不完全离断的肢体，应使用夹板制动，以便转运和避免加重组织损伤；可用小木板、铁皮等临时制作固定，有固定稳妥和止痛的作用。

④断肢保存与转运：不随意丢弃断肢；妥善保存断指（趾）。

三、怎样正确保存、转运离断的肢体？

正确的保存和转运离断的肢体，这是挽救断肢（指、趾）再植成功的重点。不完全离断的肢体，先用无菌敷料或干净布料覆盖包裹，然后用小夹板或替代品进行临时固定，在固定过程中对连接断肢与躯体的组织不要过度牵拉和扭曲，以免影响断肢的血液供应而发生继发性损伤。完全离断的肢体，在转运前应先用无菌敷料或清洁的布料、毛巾包裹，防止继发性感染。若事故现场离医院较远需长途运送者或在炎热季节，为了减缓伤口的细菌繁殖和离断肢体的细胞代谢，需对断肢进行冷藏保存。方法是将断肢用无菌敷料或清洁布料包好后，外套塑料袋密封，以防止冰水渗入，然后在其周围放些冰块冷藏。切记！严禁将断肢直接放在冰水中保存，也不要让冰块直接接触皮肤，更不能用酒精、消毒液、盐水直接浸泡断肢，这样会破坏断肢的组织结构，影响再植的成活率。经现场处理和对离断肢体妥善保存后，应尽快送往有条件进行断肢再植的医院进行治疗，转运越快越好，争取在6～8小时内能进行再植手术。

第五章
皮肤疾病的简效急救

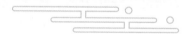

第一节 水火烫伤

一、什么是水火烫伤？

水火烫伤是指由火焰、热液、高温气体、激光、炽热金属液体或固体等引起的一种急性损伤性疾病，常伤于局部，波及全身，可出现严重的全身性并发症。西医称为烧伤，在古代一般以火烧和汤烫者居多，故又称为水火烫伤。其临床特点是：创面局部以红斑、肿胀、疼痛、水疱、渗出、焦痂为主要表现，严重者伴有高热、烦躁不安、口渴喜饮、少尿或无尿，甚则面色苍白、呼吸浅快、神昏谵语，若不及时救治或治疗不当可危及生命。

二、如何进行现场急救、转送？

①迅速去除致伤原因：包括尽快扑灭火焰、脱去着火或沸液浸渍的衣服。②妥善保护创面：在现场附近，创面不再污染、不再损伤。因此，可用干净敷料或布类保护，或行简单包扎后送医院处理。避免用有色药物涂抹，增加对烧伤深度判定的困难。③保持呼吸道通畅：火焰烧伤常伴烟雾、热力等吸入性损伤，应注意保持呼吸道通畅。合并一氧化碳

中毒者应移至通风处，必要时应吸入氧气。④安慰和鼓励患者，使其情绪稳定。

三、水火烫伤伤情如何判断？

应根据面积、深度、部位、年龄、原因及有无复合伤等综合判断，最基本的两个方面是烧伤面积和深度。如重度烧伤是烧伤总面积的 31% ~ 50%，或烧伤面积不到上述百分比，但已发生休克等并发症，或存在较重的吸入性损伤、复合伤等，伤情判断需综合考虑。

四、水火烫伤如何治疗？

小面积浅度烧伤及时给予清创、保护创面，大多能自行愈合。大面积深度烧伤的全身反应重、并发症多、死亡率和伤残率高，需综合治疗。创面污染重或有深度烧伤者，均应注射破伤风抗毒血清，并用抗生素治疗。

五、水火烫伤一般如何处理？

治疗水火烫伤不能用生冷水淋洗，否则热气内逼，有烂入筋骨之患。治疗烧伤的常用中成药有紫草油、獾油、湿润烧伤药膏等。轻度烫伤取鸡蛋清及麻油调涂即可，生姜捣烂取汁用药棉外敷也有疗效。另外饮食上禁忌荤腥、辛辣。

若严重时可配合口服药物加速恢复。紫草油外治，紫草适量放麻油中煎炸，待油凉后外涂患处，许多烫伤膏有紫草，是非常重要的一味中药。秋葵花（向日葵）浸麻油涂患处疗效较好。

六、水火烫伤怎样调护？

①加强劳动保护，开展防火、安全用电等知识的宣传教育。②大面积烧伤患者住院后实施无菌隔离 1 ~ 2 周、病室要定时通风，保持干燥，限制人员进出，接触患者的敷料、被单、物品等注意灭菌。③精心护理，勤翻身，防止创面长期受压。④鼓励患者进食，可以绿豆汤、西瓜汁、水果露、银花甘草汤等代茶频服；多食新鲜蔬菜、水果、禽蛋、瘦肉等。忌食辛辣、肥腻、鱼腥之品。⑤烧伤创面愈合后暴露部位 1 个月内避免阳光直晒，以免加重色素沉着。深度烧伤创面愈合后期注意加强功能锻炼及防瘢痕治疗。

第二节　带状疱疹

一、为什么会得带状疱疹？

带状疱疹是由水痘 – 带状疱疹病毒感染所致，病变以沿周围神经分布的群集疱疹和神经痛为特征，其传播途径仍为"皮肤－空气－呼吸道"。由于病毒具有亲神经性，感染后可长期潜伏于脊髓神经后根神经节的神经元内。当抵抗力低下或劳累、感染、感冒时，病毒可再次生长繁殖，并沿神经纤维移至皮肤，使受侵犯的神经和皮肤产生强烈的炎症。带状疱疹好发于免疫力低下的人群、存在局部创伤的患者、较长时间接受糖皮质激素、免疫抑制剂和放疗的患者及未进行水痘疫苗接种的人群。

二、带状疱疹常见的临床表现？

带状疱疹的临床表现特点是：皮肤上出现红斑、水疱或丘疱疹，累累如串珠，排列成带状，沿一侧周围神经分布区出现，局部刺痛或淋巴结肿大。多数患者愈后很少复发。

三、带状疱疹和单纯疱疹是同一个病吗？

带状疱疹和单纯疱疹不是同一个病，后者好发于皮肤黏膜交界处，分布无一定规律，水疱较小易破，疼痛不显著，多见于发热过程中，且常易复发。

四、带状疱疹传染吗？

本病传染性很小，带状疱疹患者不能直接传播带状疱疹病毒，但能在易感人群中造成水痘流行。其传播途径仍为"皮肤－空气－呼吸道"。小儿初发感染临床表现为水痘，成人表现为带状疱疹。带状疱疹感染在成人占 10% ～ 20%，但以老年人及免疫缺陷者多见。局部外伤、部分系统疾病和急、慢性传染病及中毒等为常见促发因素。

五、带状疱疹并发症有哪些？

带状疱疹常见的并发症为带状疱疹后遗神经痛，侵犯的神经不同，遗留神经痛的部位和程度也不相同，还有一些其他的并发症。若病毒侵犯三叉神经眼支，累及角膜者，可出现溃疡性角膜炎，可因瘢痕形成导致失明；若累及听神经，可导致耳鸣耳痛、听力下降；若病毒从脊髓神经侵犯中枢神经，引起脑脊髓膜炎及脑膜脑炎等。

六、得了带状疱疹要注意什么？

①发病期间应保持心情舒畅，以免肝郁气滞化火而加重病情。②生病期间忌食肥甘厚味和鱼腥海味之物，饮食宜清淡，多吃蔬菜、水果。③忌用热水烫洗患处，内衣宜柔软宽松，以减少摩擦。④皮损局部保持干燥、清洁，忌用刺激性强的软膏涂敷，以防皮损范围扩大或加重病情。

七、带状疱疹中医治疗有何良策良方？

带状疱疹的治疗以清热利湿、行气止痛为主要治法。初期以清热利湿为主，后期以活血通络止痛为主，体虚者以扶正祛邪与通络止痛并用。若症见皮损鲜红，灼热刺痛，疱壁紧张，口苦咽干，心烦易怒，大便干燥，小便黄，舌质红，苔薄黄或黄厚，脉弦滑数，辨证为肝经郁热证，治宜清泄肝火，解毒止痛，方选龙胆泻肝汤加紫草、板蓝根、延胡索等。若症见皮损色淡，疼痛不显，疱壁松弛，口不渴，食少腹胀，大便时溏，舌淡或正常，苔白或白腻，脉沉缓或滑，辨证为脾虚湿蕴证，治宜健脾利湿，解毒止痛，方选除湿胃苓汤加减。若皮疹减轻或消退后局部疼痛不止，并放射到附近部位，痛不可忍，坐卧不安，重者可持续数月或更长时间，舌黯，苔白，脉弦细，辨证为气滞血瘀证，治宜理气活血，通络止痛，方选柴胡疏肝散合桃红四物汤。

八、带状疱疹后遗神经痛有何治疗良方？

带状疱疹后遗神经痛，若偏血瘀者，可选用血府逐瘀汤、复元活血汤之类；若气虚血瘀者，方用补阳还五汤加减；若属寒性疼痛者，可用麻黄附子细辛汤、大黄附子细辛汤加减；若寒热错杂者，选用乌梅丸加减。

九、带状疱疹针灸理疗如何处理?

带状疱疹,中医称蜘蛛丹、蛇串疮。带状疱疹针灸的部位主要有合谷、支沟、足三里、阳陵泉几个部位,医师会根据疾病的严重程度来决定用针的多少。而且慢性期会在病灶采用围针。急性期会在周围采取细密的梅花针进行针灸。一般留针 30 分钟,每日一次。如果患者有后遗神经痛,还要用针刺肝区,才能有所缓解。合谷:手背,第 1、2 掌骨间,第 2 掌骨桡侧中点处。快速取穴:一手拇指指间横纹置于另一手虎口横纹处,拇指尖向下按压有明显酸胀感,即为本穴。合谷能调节经气,安和脏腑,用于治疗高血压、感冒、咽喉肿痛、肢体麻木(图 2-7)。

操作:用手指指腹按揉此穴,以指间下有明显酸胀感为度。注:孕妇不可用此穴,有流产风险。

足三里:在下肢,膝关节下三寸,胫骨粗隆旁开一横指,也是用手指指腹的部位,按揉相应的穴位,3 ~ 5 分钟。以肢体局部的胀、麻感觉为度(图 2-16)。

支沟:在前臂背侧,当阳池与肘尖的连线上,腕背横纹上 3 寸,尺骨与桡骨之间(图 5-1)。

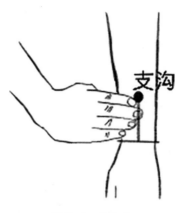

图 5-1　支沟穴

阳陵泉：在小腿外侧，当腓骨小头前下方凹陷处（图 3-2）。

虽然针灸能缓解疼痛，但是不建议采用单纯的针灸治疗，可以与拔罐、放血、电针联合治疗。对于重症患者，除了物理治疗以外，还要服用抗病毒药物来缩短病程，减轻疼痛。

第三节　荨麻疹

一、何为荨麻疹？荨麻疹的发病原因有哪些？

荨麻疹是一种皮肤出现红色或苍白色风团，时隐时现，具有瘙痒性、过敏性的皮肤病。其特点是皮肤上出现瘙痒性风团，发无定处，骤起骤退，退后不留痕迹。其发病的原因主要是感染、食物、药物、接触过敏等。

二、荨麻疹有哪些类型？

急性荨麻疹（病程少于6周）；慢性荨麻疹（病程超过6周）；特殊类型荨麻疹：①皮肤划痕症：用钝器划或用手搔抓皮肤后，沿着划痕发生条状隆起，并有瘙痒，不久即消退。②寒冷性荨麻疹：较常见。好发于面部、手背等暴露部位，在接触冷物、冷空气、冷风或食物后发生红斑、风团，有轻到中等度瘙痒。③胆碱能性荨麻疹：在热水浴、进食辛辣食物、饮料，或饮酒、情绪紧张、工作紧张、剧烈运动等刺激后数分钟发生风团。④压迫性荨麻疹：身体受压部位如臀部、上肢、掌跖等处受一定压力后，4～8小时局部发生肿胀性斑块，累及真皮及皮下组织，多数有痒感，或有灼痛、刺痛感。

三、得了荨麻疹会有生命危险吗？

急性荨麻疹，除了皮肤症状，病情严重者可有烦躁、心慌、恶心、呕吐等症状，甚至血压下降，发生过敏性休克症状；有的因累及胃肠道黏膜时可出现喉头水肿、呼吸困难，甚至窒息。如有高热、寒战等全身中毒症状，应注意有无严重感染的可能。

四、如何预防荨麻疹再发？

①禁用或禁食某些对机体致敏的药物或食物，避免接触致敏物品，积极防治某些肠道寄生虫病。②忌食鱼类虾蟹、辛辣、葱、酒等。③注意气温变化，自我调摄寒温，加强体育锻炼。

五、荨麻疹中医治疗有何良策良方？

积极寻找病因并予以去除。中医以辨证论治为主，特殊类型者采用中西医结合治疗。若风团色白，遇寒加重，得暖则减，恶寒，口不渴，舌淡红，苔薄白，脉浮紧，辨证为风寒束表证，治宜疏风散寒，解表止痒，方选桂枝麻黄各半汤加减。若风团鲜红，灼热剧痒，遇热加重，得冷则减，伴有发热，恶寒，咽喉肿痛，舌质红，苔薄白或薄黄，脉浮数，辨证风热犯表证，治法疏风清热，解表止痒，方选消风散加减。若风团大片色红，瘙痒剧烈，发疹的同时伴脘腹疼痛，恶心呕吐，神疲纳呆，大便秘结或泄泻，舌质红，苔黄腻，脉弦滑数，辨证为胃肠湿热证，治宜疏风解表，通腑泄热，方选防风通圣散加减。若风团反复发作，迁延日久，午后或夜间加剧，伴心烦易怒，口干，手足心热，舌红少津，脉沉细，治宜养血祛风，润燥止痒，方选当归饮子加减。

六、荨麻疹针灸理疗如何取穴、定位、治疗？

针灸治疗荨麻疹主要以手阳明大肠经、足太阴脾经为主，穴位要取曲池、合谷及血海等。毫针针刺较常用，但除毫针针刺外，急性荨麻疹需用大号玻璃罐在神阙穴拔火罐，效果也不错。另外，还可用耳针、皮肤针叩刺、膀胱经叩刺、刺络放血，各种方法均有效。

曲池：弯曲手肘90°，肘横纹头处，按压有酸胀感（图2-6）。

操作：①按揉法：用手指指腹按揉或压揉此穴。②拍击法：用手掌侧拍击此穴，反复数次，以身体耐受为度，可调节血压。③放血法：用三棱针点刺放血（专业人士操作或指导操作）。

合谷：手背，第1、2掌骨间，第2掌骨桡侧中点处。快速取穴：一手拇指指间横纹置于另一手虎口横纹处，拇指尖向下按压有明显酸胀感，即为本穴（图2-7）。

操作：用手指指腹按揉此穴，以指间下有明显酸胀感为度。注：孕妇不可用此穴，有流产风险。

血海：是足太阴脾经的一个普通腧穴，位于股前区，髌底内侧端上2寸，股内侧肌隆起处，在股骨内上髁上缘，股内侧肌中间（图2-27）。

神阙：在脐中部，脐中央（图3-5）。

　　慢性荨麻疹可能是由于食物、药物、花粉或者房间里、床上尘螨导致，亦可能为系统性疾病，如糖尿病、甲亢等病引起。需查清楚原因，以便对症治疗。

第六章
妇科疾病的简效急救

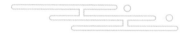

第一节　痛经

一、解密女性身体密码——月经

为什么说月经是女性身体的密码之一？因为月经是女性生殖功能成熟的标志，平时看似简单的月经，其实它是由女性的下丘脑、垂体还有卵巢，包括女性生殖器官的协调合作，才能形成女性非常规律的月经，因此月经不是简单的每月一次体内流血，它与女性生殖器官的发育情况、内分泌水平相关，所以说它是解密女性身体的密码。

据统计，在生活中女性月经不调的比例，青春期占20%，30岁左右占20%，绝经期前后占60%，所以关注月经实际也是关注女性的整个身体健康问题。

二、什么是痛经？

中医认为，镇痛有道，痛经不可怕。

痛经分两种：一种叫原发，一种叫继发。其实，继发性痛经是由于生殖器官的病变引起，病症一旦治愈，痛经即可消除。但就原发性痛经而言，它是女性的一种生理现象，只要行经就意味着有排卵，就会疼痛，这听起来让人不免失望，难道女性就要无奈地忍受痛经的困扰吗？虽然不能根除痛经，但可采取适当的方法缓解疼痛。

①原发性痛经：很容易理解，就是来月经的第一到两年之内就有痛经了，月经期间肚子就疼。举个例子：有个女孩子经常痛经，她问妈妈我肚子痛，有什么办法可以不痛吗？妈妈说你结了婚生完孩子就好了。引起原发性痛经的原因也很多，比如说年轻没有生育过的女孩子。可能生殖器官方面，宫颈比较狭窄。上面案例中的那个女孩的妈妈告诉她说你结了婚生完孩子就好了。为什么这么说呢？这个是指自然分娩以后，女性阴道和宫颈口就不那么狭窄了，因为阴道和宫颈口比较窄月经往外排时不畅也可以引起疼痛。另外，子宫内膜会分泌一种前列腺素，前列腺素浓度较高也会引起痛经。这就是原发性痛经。

②继发性痛经：如盆腔炎可以加重痛经；子宫内膜异位症也可以引起痛经，而且子宫内膜异位症的痛经是进行性加重的；还有如子宫肌瘤等。所以这个痛经不是简单的肚子疼，而是合并很多其他的妇科疾病在里面，尤其是子宫内膜异位症，它是一个进行性加重的疾病。正常的子宫内膜脱落以后就随着月经到宫颈口然后通过阴道排出体外，如果内膜没有正常地流到阴道排出体外，那就会停留在腹腔内的任何地方，它停留到哪里就可以在哪里生长，那么子宫内膜就在不该待的地方聚集了，此时随着月经周期的变化，它也在增生和分泌，它却不能随阴道排出去，在腹腔内逐渐增大，慢

慢变成一个包块。如果它长得非常致密并形成结节，就会非常疼痛。若时间久了就会形成继发性痛经，甚至还会形成肿瘤。

三、这恼人的痛经从何而来？

提起痛经，那一阵阵说不清又止不住的疼痛，让人烦恼不已。轻的，行经头一两天小腹坠胀不适；重的，不光腹部阵阵抽搐，手脚冰凉，胸部也酸胀发闷，连后背大腿都隐隐作痛；更严重的是，经前几天就开始了痛苦的"前奏"，疲倦乏力，经期中更是疼得厉害，有时甚至只能卧床，再加上恶心、呕吐等症状，真是备受煎熬，严重影响工作和生活质量。

中医认为痛经的基本病机是瘀血阻滞于胞宫胞脉。如唐容川所说"离经之血即是瘀血""血不归经为瘀血"。女子月经周期性出血即为"离经之血"，此血及脱落之内膜不能排出体外或及时吸收化解，即成蓄血或瘀血，此瘀血不能正常"排泄"，久停必成癥瘕，瘀血一旦凝于胞宫、留于胞脉，累及他脏，导致气血不畅，不通则痛，遂成痛经；瘀血不化，癥瘕不消，日久瘀阻愈甚，癥块弥久愈坚导致痛经加重。

本病属中医"瘀血"范畴。瘀血成因有虚、实、寒、热之不同，临床主要有气虚血瘀、气郁血瘀、寒凝血瘀、气滞血瘀、瘀毒互结等证型，坠痛难忍、胀痛难忍、冷痛难忍是痛经临床证型辨证的主要标志。治疗以活血化瘀、行气止痛散结为基本治则，临床上不仅要依靠中药口服以化瘀散结镇痛，亦常常结合耳针、灌肠及艾灸等方法辅助治疗。

痛经与心肝神魄关联，镇静安神才能制痛，此为止痛前提。临床上，痛经患者兼夹心肝症状者亦多见，疏肝宁心法是痛经治疗中一个重要的兼治之法。所谓"诸痛疮疡，皆属于心""痛脉多弦，弦脉属肝"，女子以血为主、以肝为先天，易肝郁不舒，气机不畅，且心藏神，肝藏魄，神魄与精神意识的活动有关，肝气疏泄不利，将形成肝郁气滞，冲任经血之排泄必将受到影响，从而导致瘀血的形成和发展。因此在痛经的治疗中常加以疏肝理气、宁心安神之品并辅以适当心理疏导。

四、如何改善生活习惯来缓解痛经？

①经期少饮咖啡、茶、可乐，少吃巧克力等含咖啡因的食物，切忌饮酒。

②受风寒湿冷侵袭易引发痛经，因此经期要注意保暖，洗热水浴，可加速血液循环，让紧张的肌肉和神经得到松弛。

③保证休息，不要过度劳累，尽量控制情绪，让心情愉悦放松。

④不要做剧烈运动，特别是游泳、滑水等水上运动。但

也不要久坐不动，导致气血循环变差、经血运行不畅。适当的散步，做一些简单舒缓的体操动作，如瑜伽等动作有助于改善痛经的问题。

⑤经期要加强营养，增强体质，禁止性生活。

五、缓解痛经有什么小妙招？

①牡丹花 6 克、玫瑰花 6 克代茶饮，在经前 6～7 天就开始服用，一直用到经期的第三天。

②中药在煎煮两遍后，仍然有很强的药效，用来泡脚，可发挥余效。因为药方是中医专家根据患者体质辨证施治后制定的，将熬煮后的药渣用来泡脚更对症，效果也更好！泡脚的水面一定要高出内踝，温度合适，时间控制在 40 分钟为宜。

六、痛经中医治疗有何良方？

在治疗上，中医将痛经大致分为四种类型。根据不同症状，治疗方法各不相同。

①气滞血瘀

主症：经前或经期小腹胀痛拒按；经血量少，行而不畅，血色紫黯有块，块下则痛减。乳头触痛、心烦易怒等，舌质紫黯或有瘀点，脉弦。

治法：理气行滞，化瘀止痛。

方药：膈下逐瘀汤或痛经方。食疗可以用益母草煮鸡蛋。

②气血虚弱

症状：月经量少，色淡质薄，神疲乏力，面色蜡黄，食欲不佳，大便溏泻等。舌淡红，脉细无力。

治法：益气养血，调经止痛。

方药：圣愈汤或黄芪建中汤。食疗可多吃羊肉。

③阳虚内寒

症状：月经色淡量少，伴有腰酸腿软，手足不温，小便清长等，舌黯，苔白，脉沉紧。

治法：温经散寒，化瘀止痛。

方药：少腹逐瘀汤或温经汤。食疗可以用红糖姜汤，对寒性痛经就非常有效。红糖具有补血、散瘀、暖肝、祛寒等功效，生姜有补中散寒、缓解痛经的功效。

④肝肾虚损

症状：第1～2日出现腰酸腿软，小腹隐痛不适，或有潮热，头晕耳鸣等。舌淡红，苔薄，脉沉细。

治法：补肾益精，养血止痛。

方药：益肾调经汤或调肝汤。食疗可多吃点川芎丹参煲鸡蛋。

此外，目前临床上还有一些治疗痛经的中成药比如痛经丸、乌鸡白凤丸等对妇女身体虚弱、经期腹胀腹痛、月经不调等症状，都有较好的功效。

七、痛经针灸理疗常用穴位、如何定位、治疗？

对于痛经，经常选用三阴交、地机、阴陵泉，三阴交是三条阴脉相交汇的穴位，刺激三阴交可以同时调理肝、脾、肾。用手指指腹按揉穴位。

三阴交：内踝尖上三寸（除大拇指外的四手指并拢，小指下边缘紧靠内踝尖上，四手指指横纹的宽度即为三寸），胫骨内侧缘后方（图2-21）。

地机：胫骨后缘内侧髁后缘往下四指（图6-1）。

阴陵泉（图6-1）：位于小腿内侧，膝下胫骨内侧凹陷中，与阳陵泉相对（或当胫骨内侧髁后下方凹陷处）。

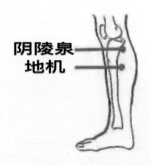

图6-1　地机穴、阴陵泉穴

痛经是妇科的常见病、多发病，有很多自我保健的方法，自我按摩也是非常好的行之有效的方法。在这里跟大家推荐比较常见的有效穴位，内关穴、足三里穴，手指按揉3～5分钟，以感觉到局部憋胀就可以了。

内关：位于前臂掌侧，当曲泽与大陵的连线上，腕横纹上2寸，掌长肌腱与桡侧腕屈位于前臂掌侧，当曲泽与大陵的连线上，腕横纹上2寸，掌长肌腱与桡侧腕屈肌腱之间（图2-1）。

足三里：在下肢膝关节下三寸，胫骨粗隆旁开一横指，也是用手指指腹的部位，按揉相应的穴位，3～5分钟。以肢体局部的胀、麻感觉为度（图2-16）。

八、经行头痛有何良策良方？

经行头痛，顾名思义就是头痛伴随月经周期性发作，感觉头像针扎一样痛，就像孙悟空被施了紧箍咒。缓解月经头痛的常用办法：

①雌激素：月经前期可在医师指导下服用3天雌激素。

②合理饮食：月经期前后要多吃有助于调节激素作用的食物，如牛奶、水果、蔬菜、燕麦、牡蛎等。

③喝甜饮料：疼痛时喝一杯甜果汁，有助于缓解因血管扩张压迫神经引起的偏头痛。

④户外散步：可调节情绪，减轻压力。

⑤推拿：不断用尖头梳子梳理头皮，可改善脑部供血。

⑥热敷：用一盆热水浸泡双手，并用热毛巾敷于头部，每次30分钟。

⑦揉太阳穴：头部侧面，眉梢和外眼角中间向后一横指凹陷处。有疏通脑部经络、去虚火、清脑明目的作用。按揉30～50次。

中医治疗以调理气血为大法，实证者行气活血以止痛，虚证者补气养血以止痛。

①气血虚弱型

主要证候：经期或经后期头痛，心悸气短，神疲体倦，月经量少，色淡质稀，面色苍白，舌淡，苔薄，脉细弱。

治疗法则：益气养血，活络止痛。

方药举例：八珍汤（《正体类要》）加蔓荆子、鸡血藤。

②阴虚阳亢型

主要证候：经期或经后期头痛，或巅顶痛，头晕目眩，口苦咽干，烦躁易怒，腰酸腿软，手足心热，经量少，色鲜红，舌红，苔少，脉细数。

治疗法则：滋阴潜阳，疏风止痛。

方药举例：杞菊地黄丸（《医级》）加钩藤、石决明。

③瘀血阻滞型

主要证候：经前或经期头痛，小腹疼痛拒按，胸闷不舒，经色紫黯有块，舌紫黯，边尖有瘀点，脉沉弦或涩而有力。

治疗法则：活血化瘀，通窍止痛。

方药举例：通窍活血汤（《医林改错》）。

④痰湿中阻型

主要证候：经前或经期头痛，头晕目眩，形体肥胖，胸闷泛恶，平日带多黏稠，月经量少色淡，面色㿠白，舌淡胖，苔白腻，脉滑。

治疗法则：燥湿化痰，通络止痛。

方药举例：半夏白术天麻汤（《医学心悟》）加葛根、丹参。

第二节　崩漏

一、听起来毛骨悚然的崩漏到底是什么疾病？

月经崩漏是妇科急症中最常见之血症，一般来说常见于妇女的青春期和更年期。关于它比较形象的解释是，大量出血者为崩，出血量少但淋漓不尽者为漏。比如正常月经期应该是5～7天，7天之后，仍有淋漓不净，持续时间达到10天、20天，一般就属于漏的范畴；如果突然间出血量特别大，就叫作崩。它们之间相互影响，所以合在一起叫作崩漏。

二、身体为什么会出现崩漏？

西医所称的功能不良性子宫出血，简称功血，是由下丘脑－垂体－卵巢轴功能失调，非器质性病变引起的异常子宫出血，可分无排卵与有排卵两型，前者多见于青春期及绝经过渡期妇女，后者多见于育龄妇女。其中无排卵功血，其临床表现与崩漏相同者，归本病论治。

中医认为肝肾不足会导致月经崩漏，先天肾经不足、肝血不足，就会导致月经不调；气血不足，因为气对血液的运行有固摄作用，如果气虚不能固摄血液就会导致崩漏。热会迫血妄行，这个热来自哪儿呢？例如，吃的食物偏热或者肝火旺、肝郁化火。还有最后一个原因，就是血瘀，如爱吃辛辣寒凉的食物，经常思虑过度、太过劳累，或有小产、人工流产的病史，这些都易导致体内瘀血停聚，引发月经崩漏。

三、怎样才能诊断是崩漏呢？

①必须具备月经的周期、经期及经量的严重紊乱才能诊断本病，即指狭义崩漏。

②与月经过多、月经先期、月经先后无定期、月经过少、经期延长和月经中期出血等月经失调进行鉴别，主要从月经的周期、经期和经量的特点进行鉴别。

③及时去医院检查：盆腔检查，血常规，妇科B超，诊刮，宫腔镜，卵巢功能等。如上述症状伴剧烈下腹部疼痛者，警惕宫外孕。

四、长期月经崩漏的后果?

①贫血:崩漏失血过多,就会出现面色苍白、唇色淡白、头晕目眩、精神倦怠、气短无力、心悸怔忡、失眠多梦、脉象细弱等一系列贫血征象。

②虚脱:崩漏病起,如来势猛,出血量多,崩下不止,常可引起虚脱,出现神昏面白、四肢冰冷、汗出淋漓、气短喘促、脉浮大无根或沉伏不见的危重证候,如不及时抢救,则有生命危险。

③邪毒感染:表现为下腹疼痛拒按,腰痛,带下黏稠,色黄气秽或五色并见,伴有烦躁口渴,小便黄,大便干,舌苔黄腻,脉象细滑等。

五、中医治疗崩漏有何良策、良方、良药?

崩漏属血证、急证。根据"急则治其标,缓则治其本"的原则,暴崩之际,急当"塞流"止崩,以防厥脱,视病情及条件可选择下列方法及方药。如出血失血性休克,及时送医院予以输液、输血以补充血容量抗休克治疗。止血:诊断性刮宫,激素止血,抗感染等治疗。

(1)中医治疗

①补气摄血止崩

暴崩下血，"留得一分血，便是留得一分气""气者，人之根本也"。补气摄血止崩最常用。方选独参汤或黄芪注射液。

②温阳止崩

若出现阴损及阳，虚阳妄动，血无气护时，症见血崩如注，动则大下，卧不减势，神志昏沉，头仰则晕，胸闷泛恶，四肢湿冷，血压下降。病情已陷入阴竭阳亡危象。急需中西医结合抢救。中药宜回阳救逆，温阳止崩，急投参附汤，高丽参10克、熟附子10克，急煎服。亦可选参附注射液或六味回阳汤：人参、制附子、炮姜、炙甘草、熟地、当归。原方治中寒或元阳虚脱，危在顷刻者。

③滋阴固气止崩

使气固阴复止血。煎剂方选生脉二至止血汤。

④祛瘀止崩

使祛瘀血止，用于瘀阻血海，子宫泻而不藏，下血如注。三七末 3～6 g，温开水冲服。云南白药一支，温开水冲服。宫血宁胶囊，每次 2 粒，日 3 次，温开水送服，此胶囊为单味重楼（七叶一枝花）研制而成。

（2）中医调理

调节月经周期，多数患者是因为雌激素偏少，中医认为雌激素偏少是肾虚，肾虚分为先天和后天，先天肾虚就是生来肾气虚，后天的肾虚可能是因为紧急避孕药或者是药物流产，导致不孕或者是崩漏。中医辨证有气血不足、肾虚、血瘀、血热、肝肾不足等不同证型，这其实和它的病机都是相一致的。

中医人工周期：经后期—滋阴养血；经间期—补肾活血；经前期—补肾助阳；月经期—活血调经。

①促排卵汤

肾阳虚型：丹参、赤芍、桃仁、红花、茺蔚子、桂枝、当归、续断、香附、鸡血藤。

肾阴虚型：丹参、赤芍、桃仁、红花、茺蔚子、熟地、枸杞子、泽兰、香附、苡仁。

②促黄体汤

肾阳虚型：菟丝子、熟地、当归、山药、阿胶、龟板、续断、首乌。

肾阴虚型：菟丝子、熟地、肉苁蓉、山药、旱莲草、女贞子、首乌、龟板、枸杞子、丹皮。

六、女性崩漏如何食物调理？

①崩漏的女性患者要注意休息，要多吃有营养的东西，吃一些含铁的食物，比方说猪肝、蛋黄。还有一些蔬菜、水果，比如樱桃，是水果里含铁最多的，可以经常吃。

②三七在食疗方面是可以用的，直接将三七粉冲水喝，或者直接煮三七粉粥，先放入大米，然后把粥熬到快熟的时候，把三七粉放进去一起煮，可以治疗崩漏出血。

③阿胶是非常好的补血药。阿胶补血，可以直接进行烊

化。放在碗里一块，9～12克，在碗里加水，放笼上蒸半小时，拿筷子搅匀了以后，直接喝。也可以煮在粥里，粥煮好了以后把阿胶放进去一起煮，因为阿胶易黏锅底，一般煮两三分钟即可。

④红枣是非常好的补气补血药，一般一天得吃十几个。对于崩漏来说，还有其他常用中药。比如说棕榈炭、地榆炭、伏龙肝。伏龙肝就是灶心土，止血功效非常好。

七、崩漏针灸理疗有什么妙招？

崩漏的针灸治疗取任脉、足太阴、足厥阴肝经腧穴为主；穴取太冲、血海、三阴交、中极。

血海穴：大腿内侧，髌底内侧端上2寸，当股四头肌内侧头隆起处。

取穴方法：即以对侧的手掌按其膝盖，手指向上，拇指偏向大腿内侧，当拇指端所止处（图2-27）。

太冲穴：由第1、2脚趾趾间缝纹向足背上推，至第1、2跖骨联合缘凹陷中，即此穴（图2-8）。

三阴交：先对比患者四指宽度（3寸）的距离，找到足内踝尖上3寸，胫骨内侧缘后方（图2-20）。

中极：体前正中线，脐下4寸。将耻骨和肚脐连线五等分，由下向上1/5处即为该穴（图6-2）。

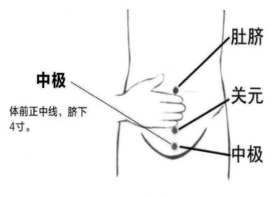

图 6-2　中极穴

　　艾灸隐白穴，可以治疗崩漏，每次用艾条灸 15 分钟，每天 1 次便可。隐白穴常用于治疗功能性子宫出血，而且对消化道出血及肠炎，精神分裂症和神经衰弱等病症都很有效。艾灸隐白穴，能使脾气健旺，改进脾虚的状态，也能慢慢恢复脾的功能，并促进血液循环，对调理月经，防治崩漏都很有效。

　　隐白穴：隐白穴归属足太阴脾经，位于大趾末节内侧，距趾甲角 0.1 寸（图 6-3 ）。

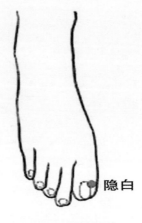

隐白

图 6-3 隐白穴

艾灸大墩穴也是治疗崩漏便捷有效的方法。只要取艾条直接灸在大墩穴上，使穴位周围皮肤颜色慢慢变红，直到有灼热感便可。每天灸一次，每次半小时。一般灸几次后，便可使其不再出血，相应症状也会随之消散。艾灸大敦穴，能将肝经的热气散出，还能起到清风凉血的功效，有利于缓解病情，并能调理血尿和血崩等症状。大墩穴：在足趾，大趾末节外侧，趾甲根角侧后方 0.1 寸（图 6-4）。

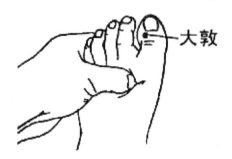

图 6-4　大敦穴

　　如果崩漏，出血不止，出现面色苍白、大汗淋漓、脉数细弱等休克表现，要停止艾灸，立即送去医院救治。

第七章
儿科疾病的简效急救

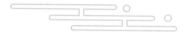

第一节　小儿急惊风

一、中医认为小儿急惊风发生的原因是什么，与西医病名是什么关系？

小儿急惊风是小儿时期常见的一种急重病症，以临床出现抽搐、昏迷为主要症状。又称"惊厥"，俗名"抽风"。任何季节均可发生，一般以 1 ~ 5 岁小儿为多见，来势凶猛，变化迅速，甚至可威胁小儿生命。急惊风来势急迫，以高热伴抽风、昏迷为特征。古代医家认为惊风是一种恶候。如《东医宝鉴·小儿》云："小儿疾之最危者，无越惊风之证。"《幼科释谜·惊风》："小儿之病，最重惟惊。"

中医病因以风温邪气、湿热疫疠之气，内蕴痰热食积为主，也可见于暴受惊恐。第一，小儿肌肤薄弱，腠理不密，气血未充，极易感受时邪，由表入里，邪气枭张而壮热，热极化火，火盛生痰，甚则入营入血，内陷心包，引动肝风，出现高热神昏、抽风惊厥、发斑吐衄，或见正不胜邪，内闭外脱；第二，若因饮食不节，或误食污染有毒之食物，郁结肠胃，痰热内伏，壅塞不消，气机不利，郁而化火；第三，痰火湿浊，蒙蔽心包，引动肝风，则可见高热昏厥，抽风不止，呕吐腹痛，痢下秽臭。此外，小儿神志怯弱、心神未充，心肝俱虚，若突受惊吓刺激，神明扰动，也可产生抽搐昏迷诸证。总之，急惊风的主要病机是热、痰、惊、风的相互影响，互为因果。其主要病位在心肝两经。

小儿急惊风可见于现代医学的小儿惊厥。其中伴有发热者，多为感染性疾病所致。颅内感染性疾病常见有脑膜炎、脑脓肿、脑炎、脑寄生虫病等；颅外感染性疾病常见有高热惊厥、各种严重感染（如中毒性菌痢、中毒性肺炎、败血症等）。不伴有发热者，多为非感染性疾病所致，除常见的癫痫外，还有水、电解质紊乱、低血糖、药物中毒、食物中毒、遗传代谢性疾病、脑外伤、脑瘤等。

二、家长怎么鉴别是急惊风还慢惊风？

慢惊风为小儿惊风的另一种类型，来势缓慢，以反复抽搐、昏迷或瘫痪为主症，预后一般较差。多因大病久病后，气血亏虚，阴阳两伤，或由急惊风转化而成，或由于先天不足，后天调护不当，精气俱虚所致。多系脾胃受伤，脾虚木旺化风；或热病而致阴血受伤，风邪入络；或先天不足，肾虚肝旺。病位在肝、脾、肾，多以虚为主，也可虚中夹实。

慢惊风的表现：①虚寒可见面色苍白或萎黄，精神萎倦，嗜睡，四肢发冷，舌淡，苔薄；虚热则虚烦疲惫，面色潮红，身热消瘦，手足心热，舌红，苔少；血虚有肢体震颤，强直不利；虚中夹实可见身热起伏不定，口渴心烦，胸闷气粗，泛吐痰涎，苔黄腻。②病在肝脾仅有形神疲惫，面色萎黄，抽搐，大便稀溏，四肢不温；病在肝脾肾则面色㿠白，囟门低陷，四肢厥冷，手足蠕动，大便清稀，舌淡，脉细无力。

而急惊风表现：①表热的昏迷、抽搐为一过性，热退后抽搐自止；里热的高热持续，表现为反复抽搐、昏迷。②痰热上蒙清窍症见神志昏迷，高热痰鸣；痰火上扰症见妄言谵语，狂躁不宁；痰浊内蒙心包，阻蔽心神可见深度昏迷，嗜睡不动。③外风邪在肌表，清透宣解即愈，若见高热惊厥，为一过性证候，热退惊风可止；内风病在心肝，热、痰、惊、风四证俱全，反复抽搐，神志不清，病情严重。④六淫致病，春季以春温伏气为主，兼夹火热，症见高热、抽风、昏迷，伴吐衄、发斑；夏季以暑热为主，暑必夹湿，暑喜归心，其症以高热、昏迷为主，兼见抽风；若痰、热、风三证俱全，伴下痢脓血，则为湿热疫毒，内陷厥阴。

三、如果孩子发生急惊风，中医用什么办法急救？

如果孩子发生急惊风，首先将孩子头部略微抬起，俯卧，下巴稍向前。或者去枕头仰卧，头向一侧，不宜给孩子在发作抽搐时服药。其次保持呼吸道通畅：松开衣领，用软布或手帕将筷子包在里面，降低臼齿以防止咬舌。同时用手揉搓或纱布及时去除小孩嘴巴、鼻腔分泌物。同时控制抽搐，保持周围环境安静。尽可能少移动孩子以减少不必要的刺激。

可内服中成药剂：①小儿牛黄散；②小儿回春丹；二者均用于风热惊风；③紫雪散（丹）用于急惊风抽搐较甚者；④安宫牛黄丸用于急惊风高热抽搐者。以上中成药的剂量、服法应根据小儿年龄、按医嘱服用。

外治疗法：①鲜地龙捣烂为泥，加适量蜂蜜摊于纱布上，盖贴囟门以解痉定惊。用于婴儿急惊风诸证；②牙关紧闭用一个生乌梅擦牙。

四、频发急惊风的孩子日常怎样保养？

①平时加强体育锻炼，提高抗病能力。②避免时邪感染，居室要保证空气流通，清洁卫生。注意饮食卫生，不吃腐败及变质食物，宜吃营养丰富易消化的食物。③按时预防接种，避免跌仆惊骇。④有高热惊厥史患儿，在外感发热初起时，要及时降温，服用止痉药物。⑤积极治疗原发疾病。⑥做好小儿保健工作，调节精神情绪。

五、易发急惊风的孩子是否可以在端午节前后服用安宫黄丸排毒？

安宫牛黄丸主要功效：清热解毒，镇惊开窍。主要用于热病，邪入心包，高热惊厥，神昏谵语；中风昏迷及脑炎、脑膜炎、中毒性脑病、脑出血、败血症见上述症状者。主要成分：牛黄、水牛角浓缩粉、人工麝香、珍珠、朱砂、雄黄、黄连、黄芩、栀子、郁金、冰片等。本品处方中含朱砂、雄黄，不宜过量久服，肝肾功能不全者慎用。不建议给易发急惊风的孩子在端午节前后服用安宫黄丸排毒，是药三分毒，中医需要辨证论治，建议中医系统辨证后服用。小儿服用不当或不对证易造成肝肾损伤。

六、小儿急惊风中医治疗有何良策、良方？

小儿急惊风辨证要点：①辨表热、里热。昏迷、抽搐为一过性，热退后抽搐自止为表热；高热持续，反复抽搐、昏迷为里热。②辨痰热、痰火。痰浊神志昏迷，高热痰鸣，为痰热上蒙清窍；妄言谵语，狂躁不宁，为痰火上扰；深度昏迷，嗜睡不动，为痰浊内蒙心包，阻蔽心神。③辨外风、内风。外风邪在肌表，清透宣解即愈，若见高热惊厥，为一过性证候，热退惊风可止；内风病在心肝，热、痰、惊、风四证俱全，反复抽搐，神志不清，病情严重。④辨外感惊风，区别时令、季节与原发疾病六淫致病。春季以春温伏气为主，兼夹火热，症见高热、抽风、昏迷，伴吐衄、发斑；夏季以暑热为主，暑必夹湿，暑喜归心，其症以高热、昏迷为主，兼见抽风；若痰、热、惊、风四证俱全，伴下痢脓血，则为湿热疫毒，内陷厥阴。

小儿急惊风治疗原则：以清热、豁痰、镇惊、息风为治疗原则。痰盛者必须豁痰，惊盛者必须镇惊，风盛者必须息风，热盛者皆必先解热。由于痰有痰火和痰浊的区别；热有表里的不同；风有外风、内风的差异；惊证既可出现惊跳、嚎叫的实证，亦可出现恐惧、惊惕的虚证。因此，豁痰有芳香开窍，清火化痰，涤痰通腑的区分；清热有解肌透表，清气泄热，清营凉血的不同；治风有疏风、息风的类别，镇惊有清心定惊，养心平惊的差异。

小儿惊风分证论治

①风热动风

证候：发热骤起，头痛身痛，咳嗽流涕，烦躁不宁，四肢拘急，目睛上视，牙关紧闭，舌红苔白，脉浮数或弦数。

分析：风热之邪郁于肌表，正邪相争则发热身痛；风邪上扰则头痛；风邪犯肺则咳嗽流涕；风热之邪扰于心包则烦躁不宁；热盛扰动肝风则四肢拘急，目睛上视，牙关紧闭。风热在表则舌红苔白，脉浮数；犯于心肝则脉弦数。

治法：疏风清热，息风止痉。

方药：银翘散加减。常用药：金银花、连翘、薄荷疏风清热，防风、蝉蜕、菊花祛风解痉，僵蚕、钩藤熄风定惊。另加服小儿回春丹以清热定惊。喉间痰鸣者，加竹黄、瓜蒌皮清化痰热；高热、便秘、乳蛾红肿者，加大黄或凉膈散釜底抽薪。既往有高热惊厥史患儿，在感冒发热初起，宜加服紫雪散以防惊厥发作。

②气营两燔

证候：起病急骤，高热烦躁，口渴欲饮，神昏惊厥，舌苔黄糙，舌质深红或绛，脉数有力。

分析：感受疫疠之邪，邪毒传变迅速，故起病急骤；邪在气分，则高热烦渴欲饮；热迫心营，则神昏惊厥。舌绛苔糙，脉数有力为气营两燔之象。

治法：清瘟败毒饮加减。常用药：连翘、石膏、黄连、黄芩、栀子、知母清气透热，生地、水牛角、赤芍、玄参、丹皮清营凉血，羚羊角、石决明、钩藤息风平肝。神志昏迷加石菖蒲、郁金，或用至宝丹、紫雪丹息风开窍；大便秘结加生大黄、芒硝通腑泄热；呕吐加半夏、玉枢丹降逆止吐。

③邪陷心肝

证候：高热烦躁，手足躁动，反复抽搐，项背强直，四肢拘急，神志昏迷，舌质红绛，脉弦滑。

分析：邪热炽盛，故高热不退；热扰心神，则烦躁不安；内陷心包则神志昏迷；邪陷肝经，肝风内动则项背强直，四肢拘急。舌质红绛，脉弦滑为邪热内陷心肝之象。

治法：清心开窍，平肝息风。

方药：羚角钩藤汤加减。常用药：羚羊角、钩藤、僵蚕、菊花平肝息风，石菖蒲、川贝母、广郁金、龙骨豁痰清心，竹茹、黄连清化痰热。同时，另服安宫牛黄丸清心开窍。热盛加生石膏、知母清热泻火；便干加生大黄、玄明粉泄热通便；口干舌红加生地、玄参养阴生津。

④湿热疫毒

证候：起病急骤，突然壮热，烦躁谵妄，神志昏迷，反复惊厥，呕吐腹痛，大便腥臭，或夹脓血，舌质红，苔黄腻，脉滑数。

分析：饮食不洁，湿热疫毒蕴结肠腑，则见壮热烦躁，呕吐腹痛，大便脓血；邪毒迫入营血，直犯心肝，则神明无主，肝风内动，可见谵妄神昏，反复惊厥。舌红苔黄，脉滑数为湿热疫毒炽盛之象。

治法：清化湿热，解毒息风。

方药：黄连解毒汤加味。常用药：黄芩泻上焦之火，黄连泻中焦之火，黄柏泻下焦之火，山栀通泻三焦之火，导火下行，四药合用，苦寒直折，泻火解毒。白头翁、秦皮清肠化湿，钩藤、石决明平肝息风。舌苔厚腻，大便不爽加生大黄、厚朴清肠导滞，泄热化湿；窍闭神昏加安宫牛黄丸清心开窍；频繁抽风加紫雪丹平肝息风；呕吐加玉枢丹辟秽解毒止吐。

⑤惊恐惊风

证候：暴受惊恐后突然抽搐，惊跳惊叫，神志不清，四肢欠温，舌苔薄白，脉乱不齐。

分析：小儿神怯胆虚，易受惊吓。惊则气乱，恐则气下，气机逆乱，引动肝风，则神昏抽搐，四肢欠温，脉乱不齐。

治法：镇惊安神，平肝息风。

方药：琥珀抱龙丸加减。常用药：琥珀、朱砂、金箔镇惊安神；胆南星、天竺黄清化痰热；人参、茯苓、淮山药、甘草益气扶正；菖蒲、钩藤、石决明平肝息风开窍。抽搐频作加止痉散息风止痉；气虚血少者加黄芪、当归、白芍、酸枣仁益气养血安神。

七、小儿急惊风针灸理疗有什么妙招？

取穴：人中、中冲、印堂、十宣、大椎。

定位与操作

人中：在面部，当人中沟的上 1/3 与中 1/3 交点处。有醒脑开窍之功用，主要用于昏迷、晕厥、抽搐、中风等疾病（图 2-22）。

操作：用拇指指甲重掐以抽搐停止为度。

中冲：在手中指末节尖端中央。有醒脑开窍、泄热之功用，用于中风昏迷，中暑，小儿惊风等疾病（图 2-23）。

操作：①按揉法：用大拇指指掐此穴。②放血法：用消毒干净针头点刺放血。

印堂：在额部，当两眉头之间。有镇惊安神之功效，用于小儿惊风、失眠、头痛、头晕等疾病（图 2-5）。

操作：①按揉法：用手指指腹按揉此穴。②提捏法：用拇指、食指捏起两眉间的皮肤轻轻向上提拉。

十宣：仰掌，十指微屈，在手十指尖端，距指甲游离缘0.1寸，共十个穴位。有泄热、镇惊、开窍之功效，用于小儿惊风、中风昏迷等疾病（图 2-24）。

操作：用拇指指甲重掐以抽搐停止为度。

大椎：在后正中线上，第 7 颈椎棘突下（低头找到脖子上最突出的那个骨头即是第 7 颈椎）。有镇惊、泄热、祛风寒之功效，用于小儿惊风、热病、感冒、咳嗽、气喘、头痛颈痛等病症（图 7-1）。

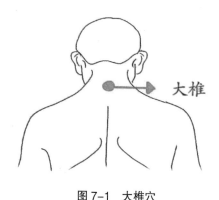

图 7-1　大椎穴

操作：①按揉法：用大拇指指腹按揉或压揉此穴。②放血法：用消毒针头点刺放血。

第二节　小儿咳喘

一、中医怎么区寒、热咳喘？

小儿咳喘属于一种慢性气道炎症疾病，是一种免疫性炎症，其特点是气道可逆性狭窄并导致呼吸困难，它的临床表现为气急、咳嗽、咯痰、呼吸困难、肺内可听到哮鸣音，尤其是呼气时哮鸣音更加明显。小儿咳喘发作时可用平喘药物缓解，也可自行缓解。如果咳喘剧烈影响睡眠和进食，中医首先要鉴别是寒咳喘还是热咳喘，中医鉴别如下。

热咳喘：以咳嗽频剧，气粗或咳声粗哑，痰黏稠或黄，不易咯出，舌红，苔黄为主要证候特征。外感热咳多起病急，病程短，常伴恶寒发热等表证；内伤咳嗽多为久病，常反复发作，病程较长，常伴其他脏腑失调的症状，如痰热郁肺者症见咳嗽气息急促，胸胁胀满，面赤身热等；肝火犯肺症见痰滞咽喉，咯之难出，咳引胸胁胀痛，症状随情绪波动等；肺阴亏虚症见痰中夹血，声音嘶哑，午后潮热，夜寐盗汗等。

寒咳喘：易于冬春二季咳发频繁，由水泛为痰，主要表现为慢性咳嗽，干咳或痰液为黏白色。头痛、发热，恶寒无汗，鼻塞流清涕，咳嗽声重，呼吸急促，甚至喘息，气从小腹逆奔而上直冲胸咽，胸中痛，咳喘倚息不得卧，喉中如水鸡声，气喘若不能续，劳作则咳喘。愈甚，牵引少腹或气短似喘，上下若不相续。脉象浮紧，或沉迟，两尺脉微弱无力尤甚。

二、孩子咳喘只与肺有关吗？

中医认为小儿脾胃薄弱，易为乳食、生冷、积热所伤，脾失健运，水谷不能生化精微，反酿成疾，上贮于肺，阻遏气道，使肺之清气不得宣达而咳喘，此即"脾为生痰之源，肺为贮痰之器"。也可因小儿禀赋不足，素体肺脾不足，因外感咳喘，日久不愈，可耗伤气阴，出现肺虚咳喘或阴虚咳喘。内伤咳喘中的痰湿、痰热、肝火多为邪实正应。阴津亏耗咳喘则属虚，或虚中夹实。肺气不清，失于宣肃，上逆作声而引起咳喘为其证候特征。

结合儿童特点分型如下：①肺虚咳喘：咳喘经久，咳而无力，痰液稀少，语声低微，面色白，动则气短，体虚多汗，舌质淡嫩，舌苔薄白，脉细无力。②脾虚痰湿：则咳声重浊，胸闷气憋，纳少，痰多色白黏稠，舌苔白腻，脉濡滑。③肝火犯肺：咳喘气粗，痰多稠黄，面红易怒，烦热口干，舌质红，苔黄腻，脉滑数。④肾虚咳喘：咳久痰少，咯吐不爽，痰黏或夹血丝，咽干口燥，手足心热，舌红，少苔，脉细数。

正如《素问·咳论》："黄帝问曰：肺之令人咳，何也？岐伯对曰：五藏六府皆令人咳，非独肺也。"由于脏腑功能失于调节，影响及肺。它脏及肺的咳嗽，可因情志刺激，肝失条达，气郁化火，气火循经上逆犯肺；或由饮食不当，辛辣助火之品，熏灼肺胃，灼津生痰；过食肥甘厚味，致使脾失健运，痰浊内生，上干于肺，阻塞气道，均可使肺气上逆而作咳。因肺脏自病者，常由肺系多种疾病迁延不愈，肺脏虚弱，阴伤气耗，肺主气的功能失常，以致肃降无权，而上逆作咳。总之，孩子咳喘并不一定都是肺的原因，肝、心、脾、肾的疾病都有可能与咳喘有关。

三、孩子咳喘发作时家长可以做什么？

很多的孩子患有咳喘疾病，这让家长担心不已，那么孩子咳喘怎么办？下面来了解下孩子哮喘的处理方法吧。

让宝宝多喝温热的饮料可使宝宝黏痰变得稀薄，缓解呼吸道黏膜的紧张状态，促进痰液咳出。最好让宝宝喝温开水或温的牛奶、米汤等，也可给宝宝喝鲜果汁，果汁应选刺激性较小的苹果汁和梨汁等，不宜喝橙汁、西柚汁等柑橘类的果汁。如果宝宝咳喘严重，可让宝宝吸入蒸汽；或者抱着宝宝在充满蒸汽的浴室里坐5分钟，潮湿的空气有助于帮助宝宝清除肺部的黏液，平息咳喘；或者进行雾化治疗。还有一种就是热水袋敷背止咳法，热水袋中灌满40℃左右的热水，用薄毛巾包好，然后敷于宝宝背部靠近肺的位置，这样可以加速祛寒，对伤风感冒早期出现的咳嗽症状尤为灵验。

孩子夜间咳喘，特别是与过敏或哮喘有关的，抬高宝宝的上半身会缓解咳嗽症状。虽然很多止咳喘药或中成药不需要处方就可以购买，但美国儿科学会的立场是，这些非处方药对6岁以下的儿童是无效的，而且还可能引起严重的副作用。有些止咳药含有麻醉剂，对宝宝是不适宜的。同时，麻醉性止咳药强行抑制咳嗽反射，使痰液不能咳出而滞留在呼吸道内，对病情反而不利。注意平时尽量不要让孩子感冒，咳喘不止应到医院向医师咨询，及早就医诊治，明确诊断，积极治疗，阻止发展成哮喘。

四、中医三伏贴及三九贴对反复咳喘孩子到底有没有帮助？

中医三伏贴是根据中医"冬病夏治"的理论，对一些在冬季容易产生、复发或加重的疾病，在夏季进行扶正培本的治疗，以鼓舞正气，增加机体抗病能力，从而达到防治疾病的目的。三伏贴可疏通经络，调理气血，宽胸降气，健脾和胃，鼓舞阳气，调节人体的肺脾功能，使机体的免疫功能不断增强，从而达到振奋阳气、促进血液循环、祛除寒邪、提高卫外功能的效果。对小儿咳喘、过敏性鼻炎等冬天易发作的宿疾，在一年中最热的三伏天（这段时间是人体阳气最盛的），以辛温祛寒药物贴在背部不同穴位治疗，以减轻冬季咳喘发作的程度。注意 2 岁以下的孩子由于皮肤娇嫩，贴敷容易引起感染，不宜进行这项治疗。

"三九"即为"冬至"后的三个九天，在节令上为"大寒"。一共 27 天，是一年中天气最冷、阴气最盛的一段时间。俗话说："三九补一冬，来年无病痛。""三九天"正是冬季进补的最佳时机，可以扶正祛邪，防病强身，补足阳气，改善阳虚体质。《黄帝内经》认为"天人相应"，人与自然是和谐统一的整体。在疾病的调治过程中，将平衡人体阴阳与四季气候的特点相结合，会有事半功倍的效果。冬季天气寒冷，因此选在"三九"时节进行穴位贴敷，扶正祛邪，调补阴阳，不仅能够帮助人体抵抗外邪，预防疾病，而且也会对夏天三伏贴的疗效起到加强和巩固的作用。中医认为，"三九"是大自然处于阴阳交替"阴极而生阳"的时段，此时人的阳气最弱，容易患病，尤其是呼吸道疾病。"三九贴"就是基于这种特殊时节，根据中医"天人相应""虚则补之""寒者温之"和"内病外治"的理论应运而生的。采用具有辛散温通功效的中药对穴位进行贴敷治疗，以达到疏风散寒、温补肺肾、疏通经络、平衡阴阳、止咳平喘、调和脏腑的功效。小儿咳喘通过"三九贴"可以有效地缓解甚至治愈。

所以中医三伏贴及三九贴对反复咳喘孩子是非常有帮助的，可以在医院或中医指导下进行贴敷。

五、孩子咳喘是否必须用消炎药？

有些家长发现小孩一咳喘就给小孩吃消炎药，这种做法也是不正确的。当发现小孩咳喘的时候，首先要注意观察小孩咳喘是由于什么原因引起的，因为细菌性感冒导致的咳嗽情况，那么就需要吃消炎药来治疗，如果只是病毒性感冒的话，就不需要吃消炎药。

一定要注意分辨咳喘的原因是什么，因为不同原因的小孩咳喘，吃药的类型差异非常大，如果没有找到原因，就轻易吃药可能会给小孩的身体带来危害。不要轻易地吃抗生素，因为抗生素主要是针对身体有炎症的情况来进行治疗，如果家长无法判断究竟有没有炎症？不妨尽快地去医院确诊一下再治疗比较好。如果小孩咳嗽的时候，伴随着发烧的问题，那么最好尽快去医院，让医师帮忙治疗诊断。因为小孩咳喘，如果出现发烧的情况很可能是急性病，这时候最好让专业的医师来处理。

六、小儿咳喘中医治疗有何良策、良方？

小儿咳喘辨证要点：肺炎喘嗽病初与感冒相似，均为表证，但肺炎表证时间短暂，很快入里化热，主要特点为咳嗽、气喘。初起应分清风热还是风寒，风寒者多恶寒无汗，痰多清稀，风热者则发热重，痰黏稠。痰阻肺闭时应辨清热重、痰重，热重者高热稽留不退，面红唇赤，烦渴引饮；痰重者喉中痰鸣，痰声辘辘，胸高气急。若高热炽盛，喘憋严重，呼吸困难，为毒热闭，肺重症。若正虚邪盛出现心阳虚衰，热陷厥阴，为病邪猖獗正气不支的危重变症。

小儿咳喘治疗原则：以宣肺平喘，清热化痰为主法。若痰多壅盛者，首先降气涤痰；喘憋严重者，治以平喘利气；气滞血瘀者，治以活血化瘀；病久气阴耗伤者，治以补气养阴，扶正达邪；出现变证者，随证施治。因本病易于化热，病初风寒闭肺治方中宜适当加入清热药。肺与大肠相表里，壮热炽盛时宜早用通腑药，腑通热泄。病之后期，阴虚肺燥，余邪留恋，用药宜甘寒，避免用滋腻之品。

小儿咳喘分证论治

（1）常证

①风寒闭肺

证候：恶寒发热，无汗不渴，咳嗽气急，痰稀色白，舌淡红，苔薄白，脉浮紧。

分析：风寒闭肺，肺气失宣。邪郁肌表，因而恶寒发热，无汗不渴，咳嗽气急。痰稀色白，舌淡红，苔薄白，脉浮紧为风寒之象。

治法：辛温开肺，化痰止咳。

方药：三拗汤合葱豉汤。常用药：麻黄、杏仁、甘草散寒宣肺，荆芥、豆豉辛温解表，桔梗、防风解表宣肺。本证易于化热，可加金银花、连翘清热解毒。痰多白黏，苔白腻者，加苏子、陈皮、半夏、莱菔子化痰止咳平喘；寒邪外束，肺有伏热，加桂枝、石膏表里双解。

②风热闭肺

证候：发热恶风，微有汗出，口渴欲饮，咳嗽，痰稠色黄，呼吸急促，咽红，舌尖红，苔薄黄，脉浮数。

分析：风热外袭，肺闭失宣，因而发热恶风，微有汗出，口渴引饮。咽红，舌尖红，苔薄黄，脉浮数为风热之象。

治法：辛凉宣肺，清热化痰。

方药：银翘散合麻杏石甘汤加减。常用药：麻黄、杏仁、生石膏、生甘草清热宣肺，金银花、连翘清热解毒，薄荷辛凉解表，桔梗、牛蒡子清热利咽。壮热烦渴，倍用石膏，加知母，清热宣肺；喘息痰鸣者加葶苈子、浙贝母泻肺化痰；咽喉红肿疼痛，加射干、蝉蜕利咽消肿；津伤口渴加天花粉生津清热。

③痰热闭肺

证候：壮热烦躁，喉间痰鸣，痰稠色黄，气促喘憋，鼻翼翕动，或口唇青紫，舌红，苔黄腻，脉滑数。

分析：痰热壅盛，故壮热烦躁，喉间痰鸣，痰稠色黄。肺气郁闭故见气促喘憋，鼻翼翕动。舌红，苔黄腻，脉滑数为痰热之象。

治法：清热宣肺，涤痰定喘。

方药：五虎汤合葶苈大枣泻肺汤。常用药：麻黄、杏仁、生石膏、生甘草清肺平喘,桑白皮、葶苈子泻肺,苏子、前胡宣肺化痰,黄芩、虎杖清肺解毒。痰重者加猴枣散豁痰;热甚腑实加生大黄、玄明粉通腑泄热;痰多加天竺黄、制胆南星化痰;唇紫加丹参、当归、赤芍活血化瘀。

④痰浊闭肺

证候:咳嗽气喘,喉间痰鸣,咯吐痰涎,胸闷气促,食欲不振,舌淡苔白腻,脉滑。

分析:痰浊壅阻,故咳嗽气喘,喉间痰鸣,咯吐痰涎。痰浊闭郁,气机阻滞,故胸闷气促,食欲不振。舌苔白腻,脉滑为痰浊之象。

治法:温肺平喘,涤痰开闭。

方药:二陈汤合三子养亲汤。常用药:法半夏、陈皮、莱菔子、苏子、白芥子化痰除痹,枳壳、前胡行气宽胸,杏仁止咳化痰。咳甚加百部、紫菀、款冬止咳化痰;便溏加茯苓、白术健脾。

⑤阴虚肺热

证候:低热不退,面色潮红,干咳无痰,舌质红而干,苔光剥,脉数。

分析:余邪留恋,肺阴虚弱,故干咳无痰。舌质红而干,苔光剥,脉数为阴虚之象。

治法:养阴清肺,润肺止咳。

方药:沙参麦冬汤加减。常用药:南沙参、麦门冬、玉竹、天花粉养阴生津,桑叶、款冬花止咳,生扁豆、甘草健脾。低热缠绵加青蒿、知母清虚热；咳甚加泻白散泻肺；干咳不止加五味子、诃子敛肺止咳；汗多加地骨皮、煅龙骨敛汗固涩。

⑥肺脾气虚

证候：病程迁延，低热起伏，气短多汗，咳嗽无力，纳差，便溏，面色苍白，神疲乏力，四肢欠温，舌质偏淡，苔薄白，脉细无力。

分析：肺气虚则气短多汗，咳嗽无力，低热起伏。脾气虚则纳差，便溏，神疲乏力，四肢欠温。

治法：健脾益气，肃肺化痰。

方药：人参五味子汤加减。常用药：人参、五味子、茯苓、白术健脾益气敛肺，百部、橘红止咳化痰，生甘草和中。动则汗出加黄芪、煅龙骨、煅牡蛎固表敛汗；咳甚加紫菀、款冬花止咳化痰；纳谷不馨加神曲、谷芽、麦芽；大便不实加淮山药、炒扁豆健脾益气。

（2）变证

①心阳虚衰

证候：突然面色苍白，发绀，呼吸困难加剧，汗出不温，四肢厥冷，神萎淡漠或烦躁不宁，右胁下肝脏增大、质坚，舌淡紫，苔薄白，脉微弱虚数。

分析：心阳虚衰，正气欲脱。心阳不能运行敷布全身，故面色苍白，四肢欠温；阳气浮越，故虚烦不宁；肺气痹阻，影响心血运行，血液瘀滞，故发绀，舌淡紫；肝藏血，血郁于肝，故肝脏肿大。

治法：温补心阳，救逆固脱。

方药：参附龙牡救逆汤加减。常用药：人参大补元气，附子回阳救逆，龙骨、牡蛎潜阳敛阴，白芍、甘草和营护阴。面色口唇发绀，肝脏肿大者，加当归、红花、丹参活血化瘀。兼痰热实证，须扶正祛邪，标本同治。

②内陷厥阴

证候：壮热神昏，烦躁谵语，四肢抽搐，口噤项强，两目上视，咳嗽气促，痰声辘辘，舌质红绛，指纹青紫，达命关，或透关射甲，脉弦数。

分析：邪热炽盛，内陷厥阴。陷心则神明失守，昏迷、谵妄；陷肝则肝风内动，抽风惊厥，口噤项强，两目上视。

治法：平肝息风，清心开窍。

方药：羚角钩藤汤合牛黄清心丸加减。常用药：羚羊角、钩藤平肝息风，茯神安神定志，白芍、甘草、生地滋阴缓急。昏迷痰多者加郁金、胆南星、天竺黄化痰开窍；高热神昏者，加安宫牛黄丸清心开窍。

七、小儿咳喘针灸理疗有什么好方法？

取穴：身柱、肺俞、丰隆、孔最。

定位与操作

身柱：在背部，当后正中线上，第3胸椎棘突下（低头找到脖子上最突出的那个骨头即是第7颈椎，往下再数3

个骨头即可）。有止咳、增强免疫力之功效，用于咳喘、咳痰，脊背强痛等疾病（图 7-2）。

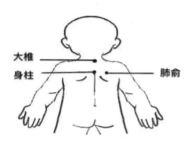

图 7-2　身柱穴、肺俞穴

操作：①按揉法：用手指指腹按揉此穴。②艾灸法：感受风寒的咳喘可艾灸此穴至皮肤微红为止。③拔罐法：可在此穴进行留罐、闪罐。

肺俞：在背部，当第 3 胸椎棘突下（低头最高点为第 7 颈椎，往下数 3 个椎体），旁开 1.5 寸（脊柱正中距肩胛骨内侧缘为 3 寸，取一半即为 1.5 寸）。有止咳化痰平喘之功效，用于感冒、咳嗽、咳痰、喘息等疾病（图 7-2）。

操作：①按揉法：用大拇指指腹按揉此穴。②艾灸法：感受风寒的咳喘可艾灸此穴至皮肤发红为止。③拔罐法：可在此穴进行留罐、闪罐。

丰隆：在小腿前外侧，当外踝尖上 8 寸（外踝尖距外膝眼 16 寸，8 寸即取两者中间点），距胫骨前缘两横指。有止咳化痰之功效，用于咳嗽、喘息、痰多等病症（图 3-6）。

操作：用大拇指指腹按揉此穴至酸胀为度。

孔最：在前臂掌面桡侧（大拇指那侧），当尺泽（肱二头肌桡侧缘）与太渊（桡动脉搏动处）的连线上，腕横纹上7寸处（腕横纹到肘横纹为12寸，取两者中点再向上取1寸）。有止咳止血、平喘之功效，用于咳嗽、气喘、咯血、咽喉肿痛等呼吸系统疾病（图2-13）。

操作：①按揉法：用大拇指指腹按揉或压揉此穴。②放血法：用消毒针头点刺放血。

第三节　小儿高热

一、孩子体温多高才属于高热？孩子高热一定是肺炎吗？

发热是多种疾病的常见症状。小儿正常体温常以肛温36.5 ~ 37.5℃，腋温36 ~ 37℃衡量。通常情况下，腋温比口温（舌下）低0.2 ~ 0.5℃，肛温比腋温约高0.5℃。若腋温超过37.4℃，且一日间体温波动超过1℃以上，可认为发热。低热，指腋温为37.5℃ ~ 38℃、中度热38.1 ~ 39℃、高热39.1 ~ 40℃、超高热则为41℃以上。发热时间超过两周为长期发热。所以孩子体温一般是超过39.1℃才属于高热。

小儿的中枢神经系统调节功能差，皮肤汗腺发育还不完善，体温调节功能很差，因此，小儿非常容易发热。发热不是一种疾病，而是许多疾病的一个共同表现。引起发热的疾病很多，归纳起来有两大类。①急性高热：感染性疾病：急性传染病早期，各系统急性感染性疾病；非感染性疾病：暑热症、新生儿脱水热、颅内损伤、惊厥及癫痫大发作等；变态反应：过敏，异体血清，疫苗接种反应，输液、输血反应等。②长期高热：常见病：败血症、沙门氏菌属感染、结核、风湿热、幼年类风湿症等；少见病：恶性肿瘤（白血病、恶性淋巴瘤、恶性组织细胞增生症）、结缔组织病。所以孩子高热不一定只是肺炎。

二、高热真的会让孩子惊厥及昏迷，甚至变成傻子吗？

因小儿神经系统未发育完善，一旦发热超过 40 ℃，便会出现两眼上翻或斜视、凝视、四肢强直并阵阵抽动，面部肌肉也会不时抽动等惊厥症状。伴神志不清、大小便失禁等昏迷症状。小儿高热惊厥多见于四岁以下的孩子，孩子高热家长必须引起重视。

一般发热对身体组织器官的影响不大，且能加速抵抗力的产生。当体温超过 41 ℃时，体内蛋白质会发生分解，引起脑水肿而致患儿死亡或留下脑病后遗症。因此，孩子出现 40 ℃以上高热就必须紧急处理。

三、孩子高热，家长应用什么办法处理？

孩子的神经系统发育尚未完善，容易发高烧或者出现服药退烧后体温又迅速回升的现象。为此，家长应该有以下的基本认识。当小孩因高热发生抽筋时如果小孩是躺在床铺上，就不必担心，如果是在道路上、水边或容易跌落的地方，则要将小孩抱起转移到较安全的地方进行处理。使其头偏向一侧，松解孩子的衣扣、腰带，随时擦掉孩子的呕吐物，以防窒息。同时，可用凉毛巾或冰袋放在患儿额头，并用温水擦洗孩子全身以降温。家中若备有小儿退热栓，即可取出一枚放入患儿肛门。小儿发生高热惊厥时不会自行咬伤舌头，不用向其口中填塞任何物品。对于清醒后的小儿，可给予足量的糖盐水补充因高热出汗丢失的水分。若经上述处理，小儿仍不断发生抽筋超过十分钟以上，则应立即送医院治疗。以免抽筋时间过长发生意外或使大脑受到不可逆的损伤。送孩子去医院的途中，还需时刻注意保持孩子呼吸道通畅，以防呕吐物的呛入。

家长除按医嘱治疗并护理患儿外，还应学习和掌握一些必要的辨别疾病的知识。①注意孩子的精神状态。如果孩子体温虽高，但精神尚好，服药退热后仍能笑能玩，与平时差不多，说明孩子病情不重，可以放心在家中调养。若孩子精神萎靡、倦怠、表情淡漠，则提示病重，应赶快去医院。

②观察孩子面色。如果孩子面色如常或者潮红，可以安心在家中护理；若面色暗淡、发黄、发青、发紫，眼神发呆，则说明病情严重，应送医院。③观察孩子有无剧烈、喷射性呕吐，如有说明颅脑病变，应去医院。④查看皮肤有无出疹，若有则提示传染病或药物过敏；查看皮肤是否发紫、变凉，若存在则提示循环衰竭。这两种情况均需去医院。⑤观察孩子有无腹痛和脓血便，不让按揉的腹痛提示急腹症，脓血便提示痢疾等，也必须上医院。

四、小儿高热针灸理疗有什么妙招？

取穴：大椎、曲池、合谷、十宣。

定位与操作

大椎：在后正中线上，第7颈椎棘突下（低头找到脖子上最突出的那个骨头即是第7颈椎）。有镇惊、泄热、祛寒之功效，用于热病、感冒、咳嗽、气喘、小儿惊风、头痛颈胀痛（图6-5）。

操作：在此穴用消毒针头点刺放血数滴。

合谷：手背，第1、2掌骨间，第2掌骨桡侧中点处。快速取穴：一手拇指指间横纹置于另一手虎口横纹处，拇指尖向下按压有明显酸胀感，即为本穴。合谷能调节经气，安和脏腑，用于治疗热病、高血压、牙痛、感冒、咽喉肿痛、手指麻木等疾病（图2-7）。

操作：用大拇指指腹按揉或点按此穴。

曲池：弯曲手肘 90°，肘横纹头处，按压有酸胀感。有泄热、降压之功效，用于热病、高血压、手臂酸痛等疾病（图 2-6）。

操作：①按揉法：用大拇指指腹按揉或点按此穴。②放血法：用消毒针头点刺放血数滴。

十宣：仰掌，十指微屈，在手十指尖端，距指甲游离缘 0.1 寸，共十个穴位（图 2-24）。

操作：每个手指头均可用消毒针头点刺放血数滴。

五、孩子发热了应该捂汗吗？

如果孩子发烧是由于外感风寒、寒邪侵入身体导致，其可以捂汗，因为寒邪导致的发烧患者伴有寒战的症状，需及时服用退烧药，服用退烧药后需捂汗，得到大量出汗的效果，体温就可以恢复正常。

如果发烧的原因是由于内热所导致，比如上火、气候干燥，其不需要捂汗，捂汗会导致体温进一步升高，达不到退烧的作用。孩子体温过高，无法降温，又或者是捂出太多汗而没有及时补充水分，则导致孩子脱水严重，甚至危及生命。可以说，在孩子发烧的时候盲目给孩子捂汗会造成许多严重的后果。在临床上细菌感染疾病引起的发烧症状都是不能捂汗的，比如急性扁桃体炎、气管炎及肺炎引起的发

热，需要散热、衣服厚薄适宜，室内空气要对流，才有利于
退热。

六、怎样预防孩子高热发生？

①居室空气要流通，必要时用电扇来回吹风。

②鼓励饮水，保持口舌滋润，小便通畅。

③注意营养，不要随意忌口，无明显咳嗽的可多吃点水
果，尤其西瓜，既能补充水分、糖分和维生素，又有清热的
功效，此外还应注意大便通畅。

饮食的总体原则是易消化、富有营养、少量多次和增加
饮水，避免强求小儿饮食量而导致小儿胃肠负担重。饮水、
饮食都要少量多次，切不可暴饮暴食。

七、小儿高热中医治疗有何良策、良方？

小儿高热辨证要点：热型在一定程度上可以反映外感
发热的病位、病势、病邪性质等，因此外感发热的辨证要点
是辨识热型。①发热恶寒指发热与恶寒同时存在，体温多
在 39℃以上，提示病证在卫表。②壮热指但热不寒，且热势
很盛，体温在 39 ～ 40℃，甚至更高，一日之内波动很小，
高热不退，持续时间达数天或更长。多见于气分发热、肺系
邪热及暑热病邪所致发热。③寒热往来指恶寒与发热交替出
现，寒时不热，热时不寒，一日数次发作。提示病位在少

阳、肝胆，或由疟邪所致的病证。④潮热指热势盛衰起伏有时，如潮汛一般。外感之潮热，多属实证，热势较高，热退不净，定时又复升高，多见于阳明腑实证、湿温证及热入营血证等。⑤不规则发热指发热持续时间不定，热势变动并无规律，见于时行感冒、风湿热所感等。

小儿高热治疗原则："热者寒之"，外感发热以清热为治疗原则，根据病邪性质、病变脏腑、影响气血津液的不同，又有清热解毒、清热利湿、通腑泻下、清泄脏腑、养阴益气等治法，以达清除邪热、调和脏腑之目标。①清热解毒选用具有解毒作用的清热药物来治疗外感发热，此法为治疗外感发热的主法，可应用于外感发热的各个阶段，是顿挫热毒，防止传变的关键，也是退热保阴的重要措施。此法常与清脏腑、除湿、凉血等法配合应用。②清热利湿选用苦寒清热药与清利小便等药配伍，达到湿去热清的目的，常用于湿热病邪引起的脾胃、肝胆、肠道、膀胱等处的外感发热病。③通腑泻下采用泻下与清热相结合的一种方法，通过泻下以祛积、利气、排毒，釜底抽薪，顿挫热势，从而达到泄热存阴之目的。尤其适用于热积胃肠、阳明腑实证。④清泄脏腑利用药物的归经，选用有清热作用的方药，以达到清肺、清胃、清肝、清胆等目的。⑤养阴益气因本法不能直接祛外邪除实热，因此常与清热解毒、清营凉血等其他清热法配合用于外感发热，以达到扶正祛邪的目的。主要适用于热病中有阴伤气耗者，外感热病后期应用最多，在热势炽盛时亦有配伍应用者，如白虎加人参汤、增液承气汤即是其例。随疫毒进入营血分所形成的不同证候，外感发热还有清热凉血、清热止血、清热活血、清营开窍、清热息风等治法。

小儿高热分证论治

①卫表证

症状：发热恶寒，鼻塞流涕，头身疼痛，咳嗽，或恶寒甚而无汗，或口干咽痛，或身重脘闷，舌苔薄白或薄黄，脉浮。

治法：解表退热。

方药：荆防败毒散、银翘散。

外感发热初起，病邪尚未入里化热，或疫毒热邪暂居卫表，正邪相争的病机及其症状，与感冒颇为相似，二者很难区别，只有在治疗中动态观察才能鉴别。此时仍按感冒的各种治法进行辨证论治，风寒证选用荆防败毒散为主方，风热证选用银翘散为主方。

②肺热证

症状：壮热胸痛，咳嗽喘促，痰黄稠或痰中带血，口干，舌红苔黄，脉数。

治法：清热解毒，宣肺化痰。

方药：麻杏石甘汤。

本方重用辛寒之石膏，合麻黄共奏清里达表，宣肺平喘之效；杏仁、甘草化痰利气。常加银花、连翘、黄芩、鱼腥草、蒲公英等加强清热解毒，加金荞麦、葶苈子、前胡、浙贝母泻肺涤痰。胸痛甚者，加郁金、瓜蒌、延胡索通络止痛。痰涌便秘者，加大黄、芒硝通腑泄热。

③胃热证

症状：壮热，口渴引饮，面赤心烦，口苦口臭，舌红苔黄，脉洪大有力。

治法：清胃解热。

方药：白虎汤。

本方以生石膏配知母，清胃泻火；粳米、甘草和胃生津。可加金银花、连翘、黄连、芦根清热解毒。若大便秘结者，加大黄、芒硝通腑泄热。若发斑疹者，加水牛角、玄参、丹皮清热凉血。

④腑实证

症状：壮热，日晡热甚，腹胀满，大便秘结或热结旁流，烦躁谵语，舌苔焦燥有芒刺，脉沉实有力。

治法：通腑泄热。

方药：大承气汤。

本方以大黄苦寒泄热，通腑泻下；芒硝咸寒润燥，软坚散结；佐以厚朴、枳实行气导滞。可加黄芩、山栀清泻实热。热结液亏，燥屎不行者，加生地、玄参增液润燥。

⑤胆热证

症状：寒热往来，胸胁苦满，或胁肋肩背疼痛，口苦咽干，或恶心呕吐，或身目发黄，舌红苔黄腻，脉弦数。

治法：清热利胆。

方药：大柴胡汤。

本方以大黄、黄芩泻火解毒，通腑泄热；柴胡、白芍、枳实疏肝利胆；半夏、生姜和胃止呕。可加板蓝根、连翘、败酱草清热解毒，加茵陈清热利湿。若胁肋疼痛者，加延胡索、川楝子理气止痛。发黄者，加金钱草、栀子、青蒿利胆退黄。

⑥脾胃湿热证

症状：身热不扬，汗出热不解，胸腹胀满，纳呆呕恶，口渴不欲饮，或目身发黄，舌苔白腻或黄腻，脉濡数。

治法：清热利湿，运脾和胃。

方药：王氏连朴饮。

本方以黄连、山栀苦寒清化湿热；半夏、厚朴燥湿除满；石菖蒲、芦根、淡豆豉和中清热除湿。可加滑石、鲜荷叶清利渗湿。若热甚者，加黄柏、黄芩清热燥湿。湿重者，加藿香、佩兰芳香化湿。黄疸者加茵陈除湿退黄。另外，还可口服甘露消毒丹，以清利湿热、芳香化浊。

⑦大肠湿热证

症状：发热，腹痛，泄泻或痢下赤白脓血，里急后重，肛门灼热，口干口苦，小便短赤，舌红苔黄腻，脉滑数。

治法：清利湿热。

方药：葛根芩连汤。

本方以黄芩、黄连苦寒清热燥湿；葛根解肌清热，升清止泻。可加银花、贯众清热解毒，加木通、车前子增强利湿之效。若热甚者，加栀子、黄柏助其清热燥湿。腹满而疼痛者，加木香、槟榔以理气止痛。痢下脓血者，加白头翁、马齿苋清热解毒除湿。

⑧膀胱湿热证

症状：寒热起伏，午后热甚，尿频尿急尿痛，小便灼热黄赤，或腰腹作痛，舌红苔黄，脉滑数。

治法：清利膀胱湿热。

方药：八正散。

本方以大黄、栀子清热泻火；萹蓄、瞿麦、木通、车前子、滑石利湿清热；甘草解毒止痛。热甚者，加柴胡、黄芩、蒲公英、白花蛇舌草清热解毒利湿。呕恶者，加半夏和中止呕。小腹坠胀疼痛者，加乌药、枳壳理气止痛。尿中有血者，加白茅根、小蓟清热止血。

第四节　小儿腹泻

一、孩子腹泻一定是乱吃东西导致的吗？哪些常见原因会导致孩子腹泻？

小儿腹泻，是由多病原、多因素引起的以腹泻为主的一组疾病。主要特点为大便次数增多和性状改变，可伴有发热、呕吐、腹痛等症状及不同程度水、电解质酸碱平衡紊乱。腹泻病是由多病因、多因素引起的一组疾病，是儿童时期发病率最高的疾病之一，是世界性公共卫生问题，全球大约每年 10 亿人次发生腹泻，根据世界卫生组织调查，每天大约 1 万人死于腹泻。在我国，腹泻病同样是儿童的常见病，据有关资料，我国 5 岁以下儿童腹泻病的年发病率为 201%，平均每年每个儿童年发病 3.5 次，其死亡率为 0.51%。因此，对小儿腹泻病的防治十分重要。

病原可由病毒（主要为人类轮状病毒及其他肠道病毒）、细菌（致病性大肠杆菌、产毒性大肠杆菌、出血性大肠杆菌、侵袭性大肠杆菌及鼠伤寒沙门氏菌、空肠弯曲菌、耶氏菌、金葡菌等）、寄生虫、真菌等引起。肠道外感染、滥用抗生素所致的肠道菌群紊乱、过敏、喂养不当及气候因素也可致病；是 2 岁以下婴幼儿的常见病。所以孩子腹泻不一定是乱吃东西导致的。

二、孩子腹泻，什么情况下必须去医院立即治疗？

重症腹泻以往是造成婴幼儿死亡的重要病因之一，现在随着诊断、治疗技术的提高，已大大降低了死亡率，及时正确治疗多预后良好，但如病程迁延常为引起患儿营养不良和生长发育障碍的重要原因。孩子腹泻，以下情况必须去医院治疗。

①脱水。如果小孩子出现口渴明显，眼窝凹陷，泪少尿少，精神状态淡漠，可能已经脱水了，是需要到医院治疗纠正脱水和电解质紊乱的。②大便带血。很重要的一点是发现粪便带血，大便里能明显看到混有血迹，或者大便呈果酱样，有可能并发肠套叠等凶险疾病。肠套叠的诊断具有时间性，如能早期诊断，只须"空气灌肠"复位，不用开刀手术，治疗效果好，费用低，痛苦少。如诊断不及时，套叠部分的肠壁则会坏死、穿孔，甚至危及患儿生命。③腹泻严重。年龄小于6个月的患儿拉肚子较严重；跟流行性不相符的；有早产史和慢性病史；有合并症；或腹泻时间比较长超过1周的。④其他。牛奶过敏，细菌感染，消化道出血，息肉等。⑤持续呕吐。小孩持续呕吐超过12～24小时就很容易出现脱水和电解质紊乱。持续是指孩子无法在两次呕吐之间进食任何东西。⑥肚子痛得不能摸。小孩肚子明显发胀、发硬，因为疼痛而不让别人用手触摸。如果出现这种情况，要警惕阑尾炎、腹膜炎等，一定要尽早让医师查明情况并进行相应的处理。⑦完全不能进食。当孩子一丁点儿东西都吃不下，很快就会发展成脱水、低血糖、电解质紊乱等严重状况。最好是在问题还没变得严重时就及时寻求医师的帮助。⑧呕吐物不仅仅是未消化的食物或者胃液，而是含有粪渣、较多血丝或者咖啡渣样物，呕吐物看起来呈黄绿色或者闻起来有大便的臭味，这往往是肠梗阻的表现。肠梗阻一定要及时医治，否则会迅速发展到肠坏死，甚至危及生命。⑨黄疸。腹

泻的同时出现黄疸，即眼睛和皮肤变黄，提示胆道及肝脏疾病，需要专业的儿科医师帮助分析原因，病情往往耽误不得。⑩持续发热 24 ~ 48 小时，必须去医院就诊。

三、孩子腹泻不止，中医有何妙招？

中医治疗小儿腹泻的方法很多，主要有以下几种：①口服中成药或者中药，很多中药具有清肠泄热，利湿止泻的效果。因此在孩子能口服药物的情况下，可以用中药或者中成药来治疗。②小儿推拿：小儿推拿可以使用清大肠穴，清小肠穴，可以达到调整大小肠的功能，分清降浊，利尿止泻的效果。③穴位贴敷的疗法，穴位贴敷是中医外治法的一种。使用特定的药物研磨成粉，借助介质调和之后，贴敷到神阙、关元这些穴位上，可以固肠止泻。④艾灸：艾灸具有补气温阳、温经通络、补中益气的作用，尤其对腹泻等功能性疾病，效果较好。针对小儿腹泻等疾病尽量采用这种绿色疗法，减少对宝宝的伤害。

四、孩子腹泻立刻服用强效止泻药对吗？

孩子腹泻原因很多，如吃得太多不消化、吃了不干净的东西、饮食太凉刺激胃肠道、精神紧张时都可能拉肚子，也可能是胃肠型感冒，还有一些婴儿腹泻，可能是由于更换奶粉或添加辅食等，要根据不同原因治疗，各种症状对于病情诊断来说十分重要，而如果一出现腹泻就着急吃止泻药的话，很容易影响医师的诊断，从而导致病情延误，有可能加重病情。

腹泻是肠道的一种自我保护性反应，它是感染性因素或非感染性因素对肠黏膜刺激所引起的吸收减少和分泌物增多的现象，通过腹泻可以排出病菌等有害物，所以，腹泻并不一定就是坏事。如果用了止泻药，肠道内的"脏东西"排不出来，反而会加重病情。比如细菌性肠炎，是肠道内致病细菌造成肠黏膜损伤，引起脓血便，此时若止泻，肠道内大量细菌和毒素就会留在体内，引起更严重的后果——毒血症或败血症。还有，如由轮状病毒引起的秋季腹泻，属于自限性疾病，一般要腹泻 1 周左右，不论什么方法治疗都不可能马上好，住院补液主要防止脱水和电解质紊乱。而止泻药有一些副作用，如用复方地芬诺酯有严重的神经毒性，可影响大脑发育。

世界卫生组织在关于腹泻病的治疗方案中谈到，"止泻"药物和止吐剂对急性或迁延性腹泻的患儿没有任何实际益处。它们不利于预防脱水或改善营养状况等主要治疗目的。有些药物有对小儿不良反应，这些药绝不能用于 5 岁以下儿童。所以孩子腹泻不建议立刻服用强效止泻药。

五、孩子腹泻好转后，怎么从饮食调养？

对于小儿腹泻，一方面要查明病因，对因治疗；另一方面饮食调理也很重要，尤其在小孩腹泻好转后。腹泻发生后，短期禁食（6～8小时）以减轻胃肠负担，可口服少量5%葡萄糖盐水。禁食后母乳喂养，先哺喂少量温开水后再哺以少量母奶，每次喂奶5～8分钟，间隔5～6小时一次，5～7天后恢复正常哺喂。人工喂养儿：可喂少量米汤，每次100毫升，逐渐采用米汤稀释牛奶，按1：1的比例混合哺喂，先每日3～4次，后再酌情增加次数，减少米汤量，增加奶量，直至正常。同时还为大家推荐几款食疗方。

①焦米汤。这在民间广为采用，制作方法也较简单。先将大米粉（米粉产品）放入锅中用文火炒成淡黄色，闻到焦米香味时即可，注意掌握火候，不宜过焦。食用时间焦米粉（米粉产品）加水煮，边煮边搅拌，直到煮开。然后加入少量白糖即成。米粉（米粉产品）炒黄后，淀粉变成了糊精，更容易消化，其中一部分炒焦成炭，炭末具有吸附作用，故对婴儿腹泻较为适宜。

②甜淡茶水。红茶少许用开水冲泡后，将茶叶除去，加入少量白糖即成。茶叶有收敛的功效，对婴儿腹泻是一种很好的饮料。

③胡萝卜汤。将胡萝卜500克洗涤干净，捣烂使成泥

状，加水煮数十分钟，用细筛将其过滤去渣。然后加水稀释到 1000 毫升，再加入少量白糖即成。胡萝卜为碱性，含有果胶，能吸附细菌及其毒素，并使大便成形。

④苹果泥汤。将成熟的苹果 500 克洗涤干净，削皮去核后捣烂成泥状，加入淡甜茶水即成。苹果不同于其他水果，其纤维比较细腻，对肠道很少刺激。苹果含有鞣酸，具有收敛作用，并能吸附毒素，故适合于小儿腹泻、痢疾后。

六、小儿腹泻中医治疗有何良策、良方？

小儿腹泻辨证要点：①辨病因。不同的病因可导致不同的证型，以及不同的大便性状。一般大便稀溏夹乳凝块或食物残渣，气味酸臭，或如败卵，多由伤乳伤食所致。大便清稀多泡沫，色淡黄，臭气不甚，多由风寒引起。水样或蛋花汤样便，量多，色黄褐，气秽臭，或见少许黏液，腹痛时作，多是湿热所致。大便稀薄或烂糊。色淡不臭，多食后作泻，是为脾虚所致。大便清稀，完谷不化，色淡无臭，多属脾肾陷虚。②辨轻重。大便次数一般不超过 10 次，精神尚好，无呕吐，小便量可，属于轻证。泻下急迫，次频量多，神萎或烦躁，或有呕吐，小便短少，属于重证。若见皮肤干枯，囟门凹陷，啼哭无泪，尿少或无，面色发灰，精神萎靡等，则为泄泻的危重变证。③辨虚实。泄泻病程短，泻下急迫，量多腹痛，多属实证。泄泻日久，泻下缓慢，腹胀喜按，多为虚证。迁延日久难愈，泄泻或急或缓，腹胀痛拒按者，多为虚中夹实。

小儿腹泻治疗原则：泄泻治疗，以运脾化湿为基本法则。实证以祛邪为主，根据不同的证型分别治以消食导滞，祛风散寒，清热利湿。虚证以扶正为主，分别治以健脾益气，补脾温肾。泄泻变证，分别治以益气养阴、酸甘敛阴、护阴回阳、救逆固脱。

（一）常证

①伤食泻

证候：大便稀溏，夹有乳凝块或食物残渣，气味酸臭，或如败卵，脘腹胀满，便前腹痛，泻后痛减，腹痛拒按，嗳气酸馊，或有呕吐，不思乳食，夜卧不安，舌苔厚腻，或微黄。

分析：本证常有乳食不节史。乳食不节，损伤脾胃，运化失常，故泻下稀便夹有不消化的乳凝块或食物残渣。食滞中焦，气机不利则腹胀腹痛；泻后积滞见减，气机一时得畅，故见泻后腹痛暂时减缓。乳食内腐，浊气上冲，胃失和降，嗳气酸馊，或有呕吐。舌苔厚腻或微黄，大便酸臭，或如败卵，不思乳食，夜卧不安，皆为乳食积滞之证。

治法：消食导滞。

方药：保和丸加减。常用药：山楂、神曲、莱菔子消食化积导滞，陈皮、半夏理气降逆，茯苓健脾渗湿，连翘清解郁热。腹胀腹痛加木香、厚朴、槟榔理气消胀止痛；呕吐加藿香、生姜和胃止呕。

②风寒泻

证候：大便清稀，中多泡沫，臭气不甚，肠鸣腹痛，或伴恶寒发热，鼻流清涕，咳嗽，舌淡，苔薄白。

分析：调护失宜，感受风寒，寒邪客于肠胃，寒凝气滞，中阳被困，运化失职，故见大便清稀，粪多泡沫，臭气不甚。风寒郁阻，气机不得畅通，故见肠鸣腹痛。恶寒发热，鼻流清涕，咳嗽，舌淡，苔薄白，均为风寒外袭之象。

治法：疏风散寒，化湿和中。

方药：藿香正气散加减。常用药：藿香、苏叶、白芷、生姜疏风散寒、理气化湿，大腹皮、厚朴、陈皮、半夏温燥寒湿、调理气机，苍术、茯苓、甘草、大枣健脾和胃。大便稀，色淡青，泡沫多，加防风炭以祛风止泻；腹痛甚，里寒重，加木香、干姜以理气温中散寒止痛；夹有食滞者，去甘草、大枣，加焦山楂、神曲消食导滞；小便短少加泽泻、猪苓渗湿利尿；表寒重加荆芥、防风以加强解表散寒之力。

③湿热泻

证候：大便水样，或如蛋花汤样，泻下急迫，量多次频，气味秽臭，或见少许黏液，腹痛时作，食欲不振，或伴呕恶，神疲乏力，或发热烦闹，口渴，小便短黄，舌红，苔黄腻，脉滑数。

分析：湿热之邪，蕴结脾胃，下注肠道，传化失司，故泻下稀薄如水样，量多次频。湿性黏腻，热性急迫，湿热交蒸，壅阻胃肠气机，故泻下急迫，色黄而臭，或见少许黏液，腹痛时作，烦闹不安；湿困脾胃，故食欲不振，甚或呕恶，神疲乏力。若伴外感，则发热；热重于湿，则口渴；湿热下注，故小便短黄；舌红，苔黄腻，脉滑数，均为湿热之征。

治法：清热利湿。

方药：葛根黄芩黄连汤加减。常用药：葛根解表退热、生津升阳，黄芩、黄连清解胃肠之湿热，甘草调和诸药，共奏解表清肠、表里双解之功。热重于湿，加连翘、马齿苋、马鞭草清热解毒；湿重于热，加滑石、车前子、茯苓、苍术燥湿利湿；腹痛加木香理气止痛；口渴加生石膏、芦根清热生津；夏季湿浊中阻加藿香、佩兰芳化湿浊；呕吐加竹茹、半夏降逆止呕。

④脾虚泻

证候：大便稀溏，色淡不臭，多于食后泄泻，时轻时重，面色萎黄，形体消瘦，神疲倦怠，舌淡苔白，脉缓弱。

分析：脾胃虚弱，清阳不升，运化失职，故大便稀溏，色淡不臭，时轻时重。脾胃虚弱，运纳无权，故多于食后作泻。泄泻较久，脾虚不运，精微不布，生化乏源，气血不足，故面色萎黄、形体消瘦、神疲倦怠、舌淡苔白、脉缓弱。

治法：健脾益气，助运止泻。

方药：参苓白术散加减。常用药：党参、白术、茯苓、甘草益气补脾，山药、莲肉、扁豆、薏仁健脾化湿，砂仁、桔梗理气和胃。胃纳不振，舌苔腻，加藿香、陈皮、焦山楂以芳香化湿，理气消食助运；腹胀不舒加木香、枳壳理气消胀；腹冷舌淡，大便夹不消化物，加干姜以温中散寒，暖脾助运；久泻不止，内无积滞者，加肉豆蔻、诃子、石榴皮以固涩止泻。

⑤脾肾阳虚泻

证候：久泻不止，大便清稀，完谷不化，或见脱肛，形寒肢冷，面色㿠白，精神萎靡，睡时露睛，舌淡苔白，脉细弱。

分析：久泻不止，脾肾阳虚，命门火衰，不能温煦脾土，故大便清稀，完谷不化。脾虚气陷，则见脱肛。肾阳不足，阴寒内生，故形寒肢冷，面色㿠白，精神萎靡，睡时露睛，舌淡苔白，脉细弱。

治法：补脾温肾，固涩止泻。

方药：附子理中汤合四神丸加减。常用药：党参、白术、甘草健脾益气，干姜、吴茱萸温中散寒，附子、补骨脂、肉豆蔻、五味子温肾暖脾、固涩止泻。脱肛加炙黄芪、升麻升提中气；久泻不止加诃子、石榴皮、赤石脂收敛固涩止泻。

（二）变证

①气阴两伤

证候：泻下无度，质稀如水，精神萎靡或心烦不安，目眶及前囟凹陷，皮肤干燥或枯瘪，啼哭无泪，口渴引饮，小便短少，甚至无尿，唇红而干，舌红少津，苔少或无苔，脉细数。

分析：本证多起于湿热泄泻，由于泻下无度，水液耗失，阴津受劫，液亏气虚，肌肤失养，故目眶及前囟凹陷，皮肤干燥或枯瘪，啼哭无泪，唇红而干，精神萎靡。水液不足，故小便短少，甚或无尿。胃阴伤，无津上承，故口干、口渴引饮。气阴不足，心失所养，故心烦不安。舌红少津，苔少或无苔，脉细数，均为气阴损伤之象。

治法：益气养阴，酸甘敛阴。

方药：人参乌梅汤加减。常用药：人参、炙甘草补气扶脾，乌梅涩肠止泻，木瓜祛湿和胃，四药合用能酸甘化阴，莲子、山药健脾止泻。久泻不止加山楂炭、诃子、赤石脂涩肠止泻；口渴引饮加石斛、玉竹、天花粉、芦根养阴生津止渴；大便热臭加黄连清解内蕴之湿热。

②阴竭阳脱

证候：泻下不止，次频量多，精神萎靡，表情淡漠，面色青灰或苍白，哭声微弱，啼哭无泪，尿少或无，四肢厥冷，舌淡无津，脉沉细欲绝。

分析：本证多见于暴泻或久泻不止，耗伤津液，阴损及阳，气随液脱。阴伤于内，故见啼哭无泪，尿少或无；阳脱于外，则精神萎靡，表情淡漠，哭声微弱，面色青灰或苍白，四肢厥冷。舌淡无津，脉沉细欲绝，为阴津耗竭、阳气欲脱之象。

治法：挽阴回阳，救逆固脱。

方药：生脉散合参附龙牡救逆汤加减。常用药：人参大补元气，麦冬、五味子、白芍、炙甘草益气养阴、酸甘化阴，附子回阳固脱，龙骨、牡蛎潜阳救逆。

七、小儿腹泻针灸理疗有什么妙招？

取穴：天枢、神阙、大肠俞。

定位与操作

天枢：在腹中部，脐中旁开2寸（第2至4指横纹长度），有调理胃肠之功效，用于腹痛、腹胀、腹泻等胃肠疾病（图7-3）。

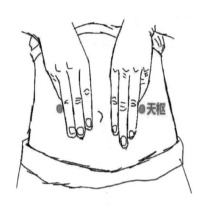

图 7-3　天枢穴

操作：①按揉法：用大拇指指腹按揉或点按此穴。②艾灸法：艾灸此穴至皮肤微微发红为止，还可用隔盐灸、隔姜灸。③拔罐法：可在此穴进行留罐、闪罐。④穴位贴敷法：可用丁桂儿脐贴贴敷于此穴。

神阙：在腹中部，脐中央。有回阳救逆、止泻固脱之功效，用于腹痛、腹泻、痢疾、虚脱等胃肠疾病（图 3-5）。

操作：①按揉法：用手掌大小鱼际按揉此穴。②艾灸法：艾灸此穴至皮肤微微发红为止，还可用隔盐灸、隔姜灸。③拔罐法：可在此穴进行留罐、闪罐。④穴位贴敷法：可用丁桂儿脐贴或伤湿止痛膏贴敷于此穴。

大肠俞：在腰部，当第 4 腰椎棘突下（髂前上棘与脊柱连线的交点，或者以小儿肚脐横平第二腰椎再往下数两个椎体即可），旁开 1.5 寸（以患儿第 2 至 5 指并拢时，中指近侧指间关节横纹水平的 4 指宽度为 3 寸再取一半即为 1.5 寸)。
有调理胃肠、止痛之功效，用于腹胀、腹痛、泄泻、腰腿痛
等疾病（图 7-4）。

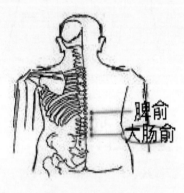

图 7-4　大肠俞

操作：用大拇指指腹按揉或点按此穴。

第八章

杂病急救

第一节　溺水

一、溺水要不要去医院？

凡是溺水超过 2 分钟，尤其是有明显呛咳、呼吸困难、神志改变、溺污水脏水者，经现场紧急处理后，都建议送医院进一步检查治疗。因为溺水者容易合并严重肺部感染、致死性的呼吸窘迫综合征。

二、溺水如何自救？

不会游泳者，切记保持冷静，采取类似仰泳的姿势，即仰面向上，四肢自然伸展，头顶向后，让口鼻露出水面，漂在水面上，设法呼吸，等待救援和进一步自救，如发现有漂浮物，尽量靠近获取浮力，等待救援。

三、溺水如何他救？

施救者应从溺水者背后靠近，用一只手从背后钩住溺水者头颈，或一只手远远抓住溺水者手臂，拖拽游向岸边。一定要防止被溺水者紧紧抱住，给施救者造成伤亡。如果施救者不懂得水中施救和不了解现场水情，不可轻易下水，可充分利用现场器材，如绳、竿、救生圈等救人。

四、溺水上岸后如何急救？

救上岸后，立刻评估溺水者的意识、呼吸、脉搏三项内容。若出现"三无"，无意识、无脉搏、无呼吸（或无正常的呼吸，常见为叹息样呼吸，间隔时间较长），考虑已经心脏骤停，立刻行心肺复苏术（有条件获取 AED 的，应获取 AED），并确定已经拨打 120 救助。若有脉搏有呼吸，无意识，立刻开放气道保持呼吸道通畅：清除口鼻杂草、污泥等异物，让溺水者头后仰，保持"鼻孔朝天"（仰卧位），保持气道通畅，严密观察呼吸情况，一旦呼吸停止，立即行人工呼吸，每 5 秒一次人工呼吸，并注意评估脉搏情况，等待120 医务人员救助。

五、到底要不要给溺水者倒水（控水）？

溺水可以分为干性溺水和湿性溺水。约有 1/5 的溺水者为干性溺水，是指溺水者被水刺激呼吸道，发生喉痉挛，收缩梗阻，没有水或仅有少量的水进入肺部，因此称为干性溺水，此时无须控水。随着淹溺时间的延长，喉痉挛消失，从而可能有大量的水进入气管和肺部，即湿性溺水。当湿性溺水发生时，患者往往已经发生了心脏骤停，如果经判断溺水者意识丧失、没有呼吸，考虑心脏骤停，应该立即进行心肺复苏，而不是盲目控水拖延心肺复苏时间。

六、溺水的中医急救有何方法？

①还魂汤具有促醒作用，多数人认为还魂汤就是麻黄汤，古代药店常备麻黄汤用于急救。吴雄志家传经验，常用麻黄汤急救溺水等导致昏迷。在药理上，麻黄能兴奋心脏、兴奋护心，使心肺先复苏，桂枝可扩张血管、抗凝、活血、强心、增加心率，甘草具有肾上腺皮质激素作用，可抗炎、抗休克、抗过敏、祛痰等作用，杏仁宣肺化痰，开肺疏表。麻黄汤煎煮急救，是猛火急煎取药，有条件的可以直接泡服颗粒冲剂。

②后遗症处理：待患者苏醒后冬天饮少许温酒，夏天饮少许粥汤。清醒后可予以党参9克，茯苓30克，白术、薏苡仁、车前子各15克，肉桂3克，煎汤饮服，祛除体内残存积水。

七、溺水针灸理疗如何处理？

溺水者，灸脐中，以达暖腹、逐寒、通水道，使寒水散、阳气渐复。

第二节　中暑

一、如何知道自己中暑了？中暑后该如何处理？

中暑一般发生在夏天，通常是因为在烈日暴晒下剧烈运动、长时间劳作，或者是在密闭的环境中温度过高而导致人体体温调节中枢和系统失灵。在大量的出汗后，出现口渴、头晕、眼花、耳鸣、胸闷、恶心、全身乏力、四肢无力、注意力不集中、体温升高等这些现象时，提示已经有中暑。发现中暑后首先要做的是迅速撤离引起中暑的高温环境，选择阴凉通风的地方休息，并且可以多饮用一些含盐分的清凉饮料，还可以在额部、颞部涂抹些清凉油、风油精等，或者服用人丹、十滴水、藿香正气水等。如果出现体温上升到38℃以上，恶心呕吐，面色潮红或者苍白，皮肤灼热或者湿冷，血压下降，肌肉痉挛，意识模糊等症状时，提示中暑加重，可能危及生命危险，应该立即就医。

二、中暑中医急救有何小妙招？

①中暑头晕、头痛，忽然昏厥，古人建议快速移动患者到凉爽通风的地方，并用大蒜数枚，道中黄土一小撮，合捣

如泥，温水搅匀，澄其清汁灌服，患者即可苏醒。切记，不要饮冷水，否则热气内遏，必至不救。

②张大昌介绍一个方法：用一半开水、一半好醋搅匀，服下，叫"醒心汤"，这个办法值得推荐。

③咸豆浆和白糖水：民间验方常用新鲜扁豆叶捣烂取汁治疗中暑。暑热天有人忽然昏倒，汗出如雨，头昏不能站立，用冰糖水或白糖水顿服，或豆浆加盐，热水调化，去渣服用。大补中气，胆经相火下降即愈。黄豆一把，水煎服，治疗暑病甚效。如果严重的中暑，可服用中药清暑益气汤治疗有效。

④阴暑病与藿香正气水、香薷饮：现在空调使用比较普遍，长时间在空调房工作的人们，该出汗时不能出汗，或过度避暑，贪食生冷，会容易得"空调病"（中医称为阴暑病），可服用藿香正气水或丸，若效果不理想可服用香薷饮（香薷6克，鲜扁豆花9克，厚朴6克，口渴厉害者加金银花9克，连翘6克）。

三、中暑后针灸理疗该如何处理？

①刺血疗法取穴部位：十宣、曲泽、大椎、委中、金津、玉液。操作方法：常规消毒后，以三棱针点刺放血，或大椎加拔罐。对轻症中暑，刺血后挤出数滴血，片刻诸症即可消失。重症中暑者可挤出紫黑血0.5～1 mL，并给予清凉

饮料，针刺后约 10 min 患者神志即可转清，继而热退汗出，诸症消失。

十宣：仰掌，十指微屈，在手十指尖端，距指甲游离缘0.1 寸，共十个穴位（图 2-24）。有泄热、镇惊、开窍之功效。

曲泽：位于人体肘横纹中，当肱二头肌腱的尺侧缘（图 8-1）。

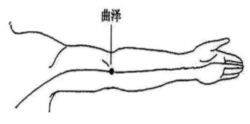

图 8-1　曲泽穴

大椎：大椎在西医学上叫作第 7 颈椎，就是低头的时候用手摸脖子后面正中线那个位置，有一个最明显的骨性突起，这就是第 7 颈椎的棘突。这个位置在中医上叫作大椎穴（图 6-5）。

委中：位于膝盖的后面，大腿与小腿交汇的腿弯处，也就是腘窝处，腿屈曲时腘窝横纹的中点即是（图 2-19）。

金津、玉液：在口腔内，当舌下系带左、右侧的静脉上取穴，左为金津，右为玉液（图 8-2）。

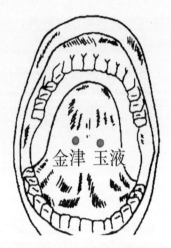

图 8-2 金津、玉液穴

②穴位按摩疗法：可取足三里、大椎、曲池、合谷、内关 5 穴，以单手拇指或双手指顺该穴经络走向，由轻至重在该穴位上掐压，缓慢揉推和点接穴位。反复进行 3～5 分钟，以局部产生酸、麻、痛、胀感为度。

足三里：位于小腿外侧，犊鼻下 3 寸，犊鼻与解溪连线上（图 2-16）。

曲池：位于肘横纹外侧端，屈肘，当尺泽穴与肱骨外上髁连线中点。即在手肘关节弯曲凹陷处（图 2-6）。

合谷：位在第一、二掌骨间，处于第二掌骨桡侧的中心点（图 2-7）。

内关：在前臂掌侧，当曲泽与大陵之间的连线上，腕横纹上两寸，掌长肌腱与桡侧腕屈肌腱之间。具体取穴时，伸臂仰掌，微屈腕握拳，在手臂内侧可以摸到两条明显凸起的索状筋，就是掌长伸肌腱与桡侧腕屈肌腱（图 2-1）。

③刮痧疗法：背部的膀胱经、督脉，颈椎两旁的夹脊穴。

在患者治疗部位涂生姜油，用中号玻璃罐，闪火法吸附于治疗部位。以一手握罐沿足太阳膀胱经、督脉、颈椎两旁的夹脊穴上下往返走罐。足太阳膀胱经上起风门，下至肾俞。督脉上起大椎，下至命门。颈椎两旁的夹脊穴及颈椎两侧斜方肌上起风池，下至肩井。至皮肤出现点状或片状的红色、紫红、紫黯的斑，甚至青黑块包，即痧点。走罐后擦掉生姜油，用碘伏消毒。在痧点处用放血笔点刺，在点刺处拔上气罐，留罐 5 ～ 10 分钟。出血量为 5 ～ 10 mL。取罐后用面巾纸擦干净血液，最后用碘伏消毒。治疗一次。嘱咐患者治疗部位 24 小时内不要碰水。

足太阳膀胱经一侧 67 穴，左右共 134 穴，其中 49 个穴位分布在头面、项部和腰背部督脉的两侧，剩下的 18 个穴位则分布在下肢后正中线上及足外侧部。

督脉（图 8-3）穴位，共 28 个穴位，交会于足太阳的风门穴、任脉的会阴穴。

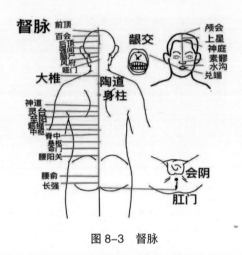

图 8-3　督脉

风池：解剖定位在后颈部，枕骨的下方，与风府穴（后发际正中直上 1 寸，枕外隆凸直下，两侧斜方肌之间凹陷处）相平，胸锁乳突肌与斜方肌上端的凹陷处（图 8-4）。

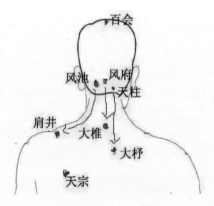

图 8-4　风池穴、肩井穴

肩井：是足少阳胆经的腧穴，这个穴的位置在肩上，是大椎穴与肩峰连线的中点（图8-4）。

④其他疗法：取食盐一握，揉擦两手腕、双足心、两胁、前心后背等八处，擦出许多红点，患者即觉轻松而愈。适用于先兆中暑或轻度中暑。

第三节　有机磷农药中毒

一、有机磷农药是什么？具体有哪些？

有机磷农药是指含有有机磷化合物的农用杀虫药，大多为油状液体，淡黄色，有大蒜臭味。常见的有机磷农药，如敌百虫、甲胺磷、敌敌畏、对硫磷等。2007年，为保护粮食、蔬菜、水果等食品安全，已经停止使用对硫磷、甲基对硫磷、甲胺磷等重毒有机磷农药。

二、常见的中毒方式有哪些？

常见的中毒方式有：①呼吸道接触；②皮肤接触；③误服。主要是发生在有机磷农药生产、包装、保管、运输过程中及配置、喷洒、使用有机磷农药时，有机磷农药泄漏弥散在局部空气中或污染手、衣服、皮肤、食物等被吸收引发中毒。

三、有机磷农药中毒有什么典型症状表现？

有机磷中毒最典型的表现为：流涎、大汗、瞳孔缩小、肌肉颤动。其他表现，如胸闷气短、呼吸困难、恶心呕吐、腹痛腹泻、尿频、尿失禁、心跳慢、血压下降、头痛头晕、抽搐、昏迷、死亡。

四、误服了有机磷农药怎么办？

如不慎误服了有机磷农药，现场应立即催吐：用食指中指或筷子等压咽喉部（舌根部），引发剧烈呕吐反应，可饮水呕吐交替进行，以求尽快充分催吐出毒物。同时脱去毒物污染的衣服，用清水或肥皂水清洗被污染的皮肤等部位，并及时就医，进一步行洗胃和药物解毒等治疗。值得注意的是，有机磷农药中毒是有特效解毒剂的，如氯解磷定、碘解磷定、双复磷、双解磷等，但需要早期、足量、联合、重复应用特效解毒药，疗效才可能会好。因此，及时催吐洗胃等排除毒物的同时，尽早送医院抢救，以求获得较好的疗效。

五、皮肤接触了有机磷农药怎么办？

如皮肤接触了有机磷农药，尽快脱去毒物污染的衣服，用清水或肥皂水反复清洗被污染的皮肤。眼部被污染时，用清水、生理盐水等反复冲洗。

六、有机磷农药中毒中医验方如何治疗？

①银花三豆饮：金银花、绿豆、黑豆、赤小豆、甘草，每日1剂，水煎分2次服。

②绿豆甘草汤：绿豆、白茅根、金银花、生甘草、石斛、丹参、大黄、竹茹，水煎分次服。

③生绿豆粉适量，凉水调服；或绿豆适量，煎汤顿服。

④甘草、滑石粉、黄豆面适量，先煎好甘草液，再将滑石粉冲入甘草液中，最后加入黄豆面，待澄清后，取上层液一次服下。

第四节　急性酒精中毒

一、酒喝多了需要去医院吗？

根据每个人不同的酒量，会有不同的症状，如果表现为面红、兴奋多语或哭或笑或举止粗鲁时，通常提示酒精中毒症状较轻，立刻停止饮酒，注意休息，多喝水，注意保暖，喝绿豆汤、吃西瓜等醒酒，避免继发意外伤害即可；若出现动作笨拙，走路不稳或摔倒，语言含糊不清，患者尚清醒时，可以催吐，用手指探进口腔，刺激咽后壁引起呕吐。倘若已经出现神志不清，面色苍白，体温下降，皮肤湿冷，口唇发绀，心跳加快，大小便失禁等症状时，则提示重度酒精中毒，可能有生命危险，注意防舌根后坠或呕吐物误吸，保证患者呼吸道通畅的情况下，应该立即就医。

二、急性酒精中毒中医验方如何治疗？

①涌吐法：丁香、甘草，研细末，水煎服；或服用盐汤探吐方以促使呕吐。

②导泻法：可用番泻叶煎水，由胃管灌入导泻。

③葛花：有解酒醒脾、止血功效，取适量葛花、木香、橘皮、白茯苓、神曲、泽泻、生姜、天冬、枸杞、砂仁制成药粉，温水送服，每次喝酒后饮一勺，有护肝护胃、醒酒健脾功效。

第五节　急性食物中毒

一、胃肠炎就是食物中毒吗？

胃肠炎与食物中毒症状相似，均可表现为恶心、呕吐、腹痛、腹泻等。急性胃肠炎多由病毒如诺如病毒、轮状病毒引起，有传染性，多通过手口传播，症状多持续 7 ~ 10 天。治疗主要是维持水、电解质平衡，调节肠道菌群失调，一般可不使用抗生素治疗，症状轻微时注意饮食清淡，避免食用牛奶、高蛋白高脂肪等不易消化的食物，多喝糖水盐水补充体液即可。但婴幼儿、老年人及一些慢性病患者，因体质虚弱，易出现脱水现象，诱发其他疾病，需到医院输液治疗。勤洗手、不喝生水、生熟食物分开可有效预防胃肠炎的发生。

食物中毒是指进食的食物或水被细菌、病毒、寄生虫或化学物质等污染，人服用被污染的食物后出现一些中毒的症状，可以是胃肠道的症状，也可以是神经系统、肝肾功能、凝血功能等受损的症状。沙门氏菌和大肠杆菌是最常见引起食物中毒的细菌，毒蘑菇中毒在我国也很常见。如果进食相同食物的数人同时出现相同的不适症状要考虑食物中毒。

二、食物中毒后如何处理？

如果一起进餐的数人出现了相同的不适症状，需警惕食物中毒。需保留残存的食物，留取呕吐物和大便标本备检。如进食不久，可大量饮水后，自行刺激咽喉部催吐，呕吐出胃内残留的食物，从而减少毒物的吸收。症状严重的，需及时就医，到医院使用特效解毒药或对症支持处理。

第六节　一氧化碳中毒

一、什么是一氧化碳？

一氧化碳是一种无色、无味、无刺激，有毒的气体。主要存在于液化气或煤气泄漏，家用煤炉、木炭燃烧不充分，以及炼钢炼、炼焦工业等环境中。当空气中一氧化碳浓度超过 12.5% 时，可以发生爆炸。

二、一氧化碳中毒有哪些症状和危害？

一氧化碳中毒，轻者可以出现头晕、头痛、四肢无力、心慌气短、恶心呕吐、反应迟钝，重者会出现呼吸困难、烦躁不安（小儿常先表现为哭闹不休，后昏迷不醒）、昏睡昏迷及死亡。值得注意的是，吸入一氧化碳，快则 1 ~ 2 分钟即可中毒昏迷不醒，常称为"闪击样"中毒。重度中毒昏迷时间长，预后可能差，死亡率高，即使抢救后也可能会有不同程度的后遗症。

三、哪些场所容易出现一氧化碳中毒？

只要能接触到煤气、天然气或不充分燃烧含碳物质（如煤炭、木头等）时，都可能发生一氧化碳中毒。通俗来说，只要看到火、燃烧现象的地方，就有可能发生一氧化碳中毒。最常见的场景，如厨房、浴室、烤炭火取暖、吃炭火火锅等，也包括炼钢、炼焦等工业场所及长时间未熄火的车内，尤其是在密闭或通风不良的厨房、浴室、室内。

四、一氧化碳中毒怎么办？

立即撤离一氧化碳中毒环境，如立刻打开门窗通风或迅速转移到空气新鲜处。再评估患者意识、呼吸、脉搏三项内容。若出现"三无"，无意识、无脉搏、无呼吸（或无正常的呼吸，常见为叹息样呼吸），考虑已经心脏骤停，立刻行心肺复苏术（能获取 AED 的，应获取 AED）；若有脉搏有呼吸，无意识，伴有呕吐者，取侧卧位，防止呕吐物窒息，保持呼吸道通畅。及时呼救 120 送医院寻求高压氧解毒等治疗。

五、一氧化碳中毒的后遗症有哪些？

一氧化碳中毒时间长，发现治疗不及时，治疗疗程不足，均可能有不同程度的后遗症。后遗症包括肢体坏死、肢体功能障碍、肝肾功能受损、中毒性心肌炎等，但最多见、危害最重的是神经系统受损的后遗症，如中毒性脑病及迟发性脑病。迟发性脑病，是指少数重症患者，经抢救治疗苏醒后（看似完全恢复正常），但数天或数月后，患者再次出现神经系统受损症状，即迟发性脑病。具体症状可以表现为：记忆力下降、语无伦次、乱喊乱叫、痴呆、呆木样，甚至出现肢体麻木、水肿、感觉障碍、抽搐、失明、失语、再昏迷等。高压氧治疗是特效解毒治疗方法，同时在一定程度上可以有效防治迟发性脑病的发生。对于出现一氧化碳中毒性脑病患者，除了急性期的常规治疗外，建议坚持高压氧治疗防治迟发性脑病，重度中毒者，高压氧治疗需要坚持一个月，甚至更长时间。

第七节　鼠药中毒

误服了鼠药需要怎么处理？

误服了老鼠药，轻症可能会出现恶心呕吐，腹痛腹胀，心慌胸闷，气短乏力，出汗等症状，重症会出现突然晕倒，全身抽搐，四肢僵直，口吐白沫，大小便失禁，意识丧志等。误服时间短，患者意识清楚时，需要立即予以喝水催吐，患者大量饮水，然后用手指伸入口内，刺激咽部催吐，使毒物尽快地排出，减少其吸收，同时拨打120，带上误服药品的包装，尽早将患者送到附近的医院，进行洗胃、导泄及使用解毒药物等进行急救处理。

第八节 毒蛇中毒

一、哪些蛇有毒？

我国各个省份均有蛇分布，但多集中在长江以南、西南各省。常见的毒蛇有眼镜蛇科、海蛇科和蝰科。眼镜蛇科有金环蛇、银环蛇、眼镜蛇、眼镜王蛇等，海蛇科有青环海蛇、环纹海蛇、平颏海蛇、小头海蛇、长吻海蛇、海蝰等，顾名思义海蛇科生活在海中。眼镜蛇科和海蛇科都属前沟牙类毒蛇，以神经毒为主。蝰科为管牙类毒蛇，分泌的毒液以血循毒为主，包括白头蝰、北极蝰、草原蝰、尖吻蝮、烙铁头、竹叶青等。

二、被蛇咬了如何急救？

无毒蛇咬伤为一排或两排细牙痕，毒蛇咬伤则仅有一对较大而深的牙痕。咬伤后局部可出现疼痛、肿胀，皮肤出现血疱，肢体麻木甚至坏死。还可出现全身中毒症状如头晕、胸闷、恶心、呕吐、发热，严重时可出现呼吸困难、昏迷甚至死亡。

如被毒蛇咬伤，毒液可迅速吸收，应及时进行清洗，减少毒液吸收。一般分三步。第一步：扎止血带。应减少活动，不要走动，保持镇静，如果是四肢被咬应保持受伤肢体低垂，受伤部位低于心脏水平。然后用止血带或宽布条在伤口近心端 2 ~ 3 厘米处扎紧，松紧度以插进一根手指为宜。注意记录止血带使用时间，每 15 ~ 20 分钟放松止血带 1 ~ 2 分钟，直至伤口得到专业医师处理后半小时解除，止血带使用一般不超过 2 小时。第二步：冲洗伤处。用大量生理盐水、自来水或河水等持续冲洗伤口。第三步：休克体位。被蛇咬伤后可能出现昏迷等。一旦出现意识不清，应让患者平卧，头部垫高、下肢垫高（如下肢被咬伤，禁止抬高下肢），头偏一侧防止呕吐窒息。如出现呼吸心跳停止，应立即进行心肺复苏术。如被毒蛇咬伤，初步处理伤口后应及时到医院进行下一步处理。

　　特别注意：禁止用嘴吸允咬伤处的毒液；尽可能拍摄蛇的照片。当无法分辨是否为毒蛇咬伤时，按照毒蛇咬伤处理。转运患者时应禁止患者自行走动。